essentials

Anne Milek · Guy Bodenmann

Gemeinsame Zeit in der Partnerschaft

Theoretische und praktische Hinweise für die Arbeit mit Paaren

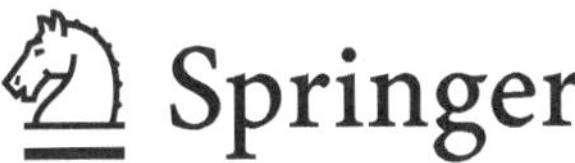

Anne Milek
Zürich, Schweiz

Guy Bodenmann
Zürich, Schweiz

ISSN 2197-6708
essentials
ISBN 978-3-658-16886-5
DOI 10.1007/978-3-658-16887-2

ISSN 2197-6716   (electronic)

ISBN 978-3-658-16887-2   (eBook)

Die Deutsche Nationalbibliothek verzeichnet diese Publikation in der Deutschen Nationalbibliografie; detaillierte bibliografische Daten sind im Internet über http://dnb.d-nb.de abrufbar.

Gedruckt auf säurefreiem und chlorfrei gebleichtem Papier

Springer ist Teil von Springer Nature
Die eingetragene Gesellschaft ist Springer Fachmedien Wiesbaden GmbH
Die Anschrift der Gesellschaft ist: Abraham-Lincoln-Str. 46, 65189 Wiesbaden, Germany

Was Sie in diesem *essential* finden können

- Eine praxisorientierte Zusammenfassung der wissenschaftlichen Erkenntnisse zur Bedeutung von Stress und gemeinsamer Zeit für die Partnerschaft
- Einen kurzen Überblick über das partnerschaftliche Zeitbudget und die Faktoren, die es maßgeblich reduzieren
- Konkrete Hinweise für Psychotherapeuten und Paarberater, um Paaren dabei zu helfen, ihre gemeinsame Zeit besser zu nutzen

Inhaltsverzeichnis

1 Einleitung 1

2 Die Bedeutung der gemeinsamen Zeit in der
   Partnerschaft: Quantität versus Qualität 3
   2.1 Zeit als Voraussetzung für Nähe und Intimität 4
   2.2 Zeit als (knappe) Ressource 6

3 Auswirkungen von Alltagsstress auf die
   gemeinsame Zeit 7
   3.1 Negative Effekte von Stress auf die Paarzeit:
        Erklärungsansätze 8
   3.2 Der Einfluss soziodemographischer Faktoren 10
   3.3 Arbeitsbelastung 10
   3.4 Kinder 12

4 Gemeinsame Paarzeit bewusst gestalten: Praktische
   Implikationen für die Paarberatung und -therapie 15
   4.1 Psychoedukation: Zeitmythen 18
   4.2 Stressbewältigungskompetenzen stärken 20
   4.3 Kontraindikation 22
   4.4 Konkrete Hinweise zum Weitergeben an Paare 22

5 Zusammenfasung und Schlusswort 29

Literatur 35

Einleitung

1

Eine überwältigende Anzahl von Paaren beklagt zu wenig Zeit für Familie und Partner zu haben. Vor allem berufstätige Mütter und Väter berichten über Stress und Hektik im Alltag, die Zeit für Zweisamkeit, Nähe und Intimität zur Seltenheit werden lassen. Alltagsstress führt nicht nur dazu, dass die verbleibende Paar- und Familienzeit (zu) eng bemessen ist, sondern beeinträchtigt vor allem die Qualität der gemeinsamen Zeit. Dabei ist eine erfüllte gemeinsame Zeit mit dem Partner ohne Zweifel zentral für eine stabile und glückliche Partnerschaft. Im Rahmen der Globalisierung und des elektronischen Fortschritts, wo örtliche und zeitliche Flexibilität im Arbeitskontext gefordert sind, erleben viele Paare andauernden Zeitstress (Levine 1997) und sind hoher Stressbelastungen ausgesetzt bei dem Versuch, verschiedene Lebensbereiche (z. B. Beruf, Kinderbetreuung, Haushalt, Pflege der Eltern) unter einen Hut zu bringen (vgl. Gershuny 2000; Hochschild 2006). „Wenn die Firma zum Zuhause wird und zu Hause nur Arbeit wartet" (Hochschild 2006) stehen Paare heutzutage mehr denn je vor der Herausforderung, gemeinsame Zeit bewusst zu schaffen und zu gestalten.

Beispiel

Melanie (34 Jahre, Physiotherapeutin) und Christoph (36 Jahre, IT-Berater) sind seit 8 Jahren verheiratet. Ihre Kinder Lisa und Leon sind mittlerweile 2 und 5 Jahre alt und gehen beide in den Kindergarten. Letztes Jahr ist die Familie in ein kleines Eigenheim am Stadtrand gezogen. Christoph arbeitet seit zwei Jahren in einem mittelständischen IT-Unternehmen. Er mag seinen Job und die Firma. Allerdings ist wegen rückläufiger Auftragslage betriebsbedingt im Frühling mehreren Kollegen gekündigt worden. Es ist unsicher, ob noch weitere Mitarbeiter entlassen werden. Mit dem Kredit für das Haus macht ihm die Jobunsicherheit sehr zu schaffen. Da er erst seit kurzem in der Firma ist,

© Springer Fachmedien Wiesbaden GmbH 2017
A. Milek und G. Bodenmann, *Gemeinsame Zeit in der Partnerschaft,*
essentials, DOI 10.1007/978-3-658-16887-2_1

könnte es ihn treffen. Um zu zeigen, dass die Firma von ihm profitiert, investiert Christoph viel in seinen Job. Er geht früh aus dem Haus und ist abends oft noch lange im Büro. Durch den weiten Arbeitsweg kommt er abends manchmal so spät heim, dass die Kinder schon im Bett sind. Für Melanie sind diese Abende besonders anstrengend, da Leon gerade in einer schwierigen, trotzigen Phase ist. Manchmal fragt sie sich, ob Christoph extra lange arbeitet, um dem abendlichen Theater rund um das Zubettbringen zu entgehen. Melanie arbeitet 25 h in einer Physiotherapiepraxis und kümmert sich um die Kinder und den Haushalt. An zwei Wochenenden im Monat macht sie zusätzlich eine Weiterbildung, mit dem Ziel sich später einmal selbstständig zu machen. Die übrigen Wochenenden nutzt das Paar meistens, um Dinge im neuen Haus anzugehen – da ist noch Einiges zu tun. Zeit für ihre Hobbys haben Christoph und Melanie kaum noch. Melanie geht schon seit Lisas Geburt nicht mehr zum Chor und Christoph schafft es nur selten donnerstags ins Handballtraining. Die Paarzeit kommt gänzlich zu kurz: In der Woche geht Melanie abends meist völlig erschöpft vom Tag früh schlafen, wohingegen Christoph die Zeit, nachdem die Kinder im Bett sind, gern noch gemeinsam verbringen würde. Immer öfter hat er das Gefühl, dass sie sich gar nicht mehr für ihn interessiert. Früher, als sie noch in der Stadt gewohnt hatten, waren sie abends manchmal gegenüber in die Bar gegangen. Die nette ältere Nachbarin hatte dann immer auf die Kinder aufgepasst und das Babyphone zu sich genommen. Doch seit dem Umzug ist das natürlich nicht mehr möglich.

Die Bedeutung der gemeinsamen Zeit in der Partnerschaft: Quantität versus Qualität

2

Das gemeinsame Zeitbudget, das Paaren im Durchschnitt in Deutschland pro Tag zur Verfügung steht, beträgt circa 5,5 h (Zeitbudgeterhebung des Statistischen Bundesamtes, siehe z. B. Weißbrodt 2005) – jedoch sind die Unterschiede zwischen Paaren beträchtlich (Standardabweichung: 229 min). Zwei Drittel der Paare liegen damit mit ihrem durchschnittlichen Zeitbudget zwischen mehr als 9 h bis hin zu gerade einmal 101 min täglich, um gemeinsam den Alltag zu meistern. Zwar konnten Voorpostel, van der Lippe und Gershuny (2009) durch die Re-Analyse von Tagebuchdaten einer amerikanischen Studie (AHTUS et al. 2006) zeigen, dass Paare heutzutage nicht nur in relativen, sondern auch in absoluten Minuten mehr *Freizeit* gemeinsam miteinander verbringen als in den vergangenen vier Jahrzehnten (S. 168), die absolute Paarzeit hingehen hat sich in den letzten Jahrzehnen jedoch durchschnittlich um 50 min reduziert (Dew 2009). Ein Großteil der befragten Paare berichtet, nicht genug Zeit für den Partner zu haben, und wünscht sich mehr Zeit für die Familie (z. B. Jurczyk und Heitkötter 2012; Roxburgh 2006). Schon allein das legt die Vermutung nahe, dass gemeinsame Zeit ein wertvolles Gut ist, welchem nicht nur Paarberater und -forscher, sondern vor allem die Paare selbst eine große Bedeutung beimessen.

Die meisten Studien, die sich mit gemeinsamer Zeit in Familiensystemen befassen, sind soziologische Zeitbudgeterhebungen, welche deskriptiv die Häufigkeit verbrachter Zeit in verschiedenen Kontexten und in Differenzierung verschiedener Aktivitäten (zuhause und außerhäuslich) abbilden. Sehr wenige aktuelle empirische Studien stellen jedoch explizit einen Zusammenhang zwischen gemeinsamer Zeit und partnerschaftlichem Funktionsniveau her – so besteht auch heutzutage noch kein gesichertes Wissen darüber, zu welchen Anteilen Quantität und Qualität gemeinsamer Zeit eine Rolle für die Partnerschaft spielen. Jedoch messen viele theoretische Ansätze der Psychologie beiden Aspekten eine zentrale Bedeutung bei – wenn auch in unterschiedlicher Gewichtung. Im Folgenden werden einige dieser

© Springer Fachmedien Wiesbaden GmbH 2017
A. Milek und G. Bodenmann, *Gemeinsame Zeit in der Partnerschaft,*
essentials, DOI 10.1007/978-3-658-16887-2_2

theoretischen Ansätze und die gemeinsame Zeit in ihrer Nähe stiftenden Funktion bzw. als limitierte Ressource diskutiert.

Griechische Mythologie

Schon in der griechischen Mythologie wird Zeit als komplexes Phänomen angesehen, welches durch die Götter Chronos und Kairos repräsentiert ist. Chronos wacht über die Menge an Zeit (Quantität) und bewahrt die Erfahrungen der Vergangenheit. Kairos ist der Gott des richtigen Augenblicks (Qualität), der die Gelegenheit beim Schopfe ergreift und das Beste aus dem Moment macht (vgl. Weinelt 2005).

2.1   Zeit als Voraussetzung für Nähe und Intimität

Viele Autoren sehen die gemeinsame Zeit als Grundlage für gemeinsame Erfahrungen und eine gemeinsame Paargeschichte an. Zeit gemeinsam zu verbringen, ist damit eine zentrale Voraussetzung, um eine Paaridentität und ein tragfähiges „Wir-Gefühl" aufzubauen (vgl. Deci und Ryan 2000; Gottman 1994; Reis und Shaver 1988). Aus Perspektive der Sozialpsychologie ließe sich argumentieren, dass allein die Anwesenheit des Partners (im Sinne einer wiederholten Exposition) bereits einen positiven Effekt auf die Partnerschaftszufriedenheit haben sollte. Forschungsarbeiten, die auf einem von Zajonc (1968) als *mere exposure effect* (reiner Expositionseffekt) benannten Phänomen beruhen, konnten im Hinblick auf die zwischenmenschliche Anziehungskraft zeigen, dass Studienteilnehmer und -teilnehmerinnen Personen, die sie häufiger sahen, als attraktiver und sympathischer einschätzten als Personen, die sie seltener sahen (z. B. Brockner und Swap 1976; Saegert et al. 1937).

Im Rahmen der *Selbstbestimmungstheorie* (SDT) von Deci und Ryan (2000) kommt der gemeinsamen Zeit in Hinblick auf die Erfüllung der psychologischen Grundbedürfnisse eine zentrale Bedeutung zu. Es wird angenommen, dass durch gemeinsame, partnerschaftliche Aktivitäten das Grundbedürfnis nach sozialer Eingebundenheit (z. B. die Sehnsucht nach Nähe) erfüllt werden kann und sich gemeinsame Zeit indirekt somit sowohl positiv auf die Partnerschaftszufriedenheit als auch das individuelle Wohlbefinden auswirkt (vgl. Patrick et al. 2007). Einen ähnlichen Stellenwert nimmt die gemeinsamen Zeit im *interpersonalen Prozess-Modell der Intimität* (Reis und Shaver 1988) ein. Reis und Shaver (1988) gehen davon aus, dass Intimität und Nähe über die Zeit durch Austausch im Paar entstehen, welcher durch Selbstöffnung (d. h. das Sprechen über Gefühle und Gedanken, die einen bewegen) und Aufeinandereingehen (Responsivität) charakterisiert ist. Nach diesem Intimitätsmodell sollte mehr Zeit vor allem dann förderlich für die Beziehung sein, wenn sie entsprechend für Nähe stiftenden Austausch genutzt wird. Empirische Studien konnten zeigen, dass Paare an Tagen, an denen sie ihre gemeinsame Zeit in solch einer Art und Weise verbringen, über mehr

Intimität berichten (z. B. Laurenceau et al. 2005; Lippert und Prager 2001). In einer aktuellen Studie von Milek et al. (siehe Milek 2015) konnte Selbstöffnung sogar ein Manko an gemeinsamer Zeit kompensieren: An Tagen an denen Frauen besonders viel Selbstöffnung berichteten, war Zeitquantität weniger stark mit Intimität assoziiert, als an Tagen mit wenig Austausch zwischen den Partnern.

Solche und andere Studienergebnisse der letzten vier Jahrzehnte weisen darauf hin, dass allein die Menge an gemeinsamer Zeit noch kein Indikator oder gar Garant für eine zufriedene, stabile Paarbeziehung ist, sondern es darauf ankommt, *wie* man die Zeit gemeinsam verbringt. So haben Forscher festgestellt, dass allein die Quantität der gemeinsamen Zeit mit dem Partner ohne Berücksichtigung der Ausgestaltung (z. B. Intensität der Kommunikation) nicht positiv mit der Beziehungsqualität zusammenhängt (z. B. Flora und Segrin 1998; Holman und Jacquart 1988; Orthner 1975). Im Gegenteil, Aron und Kollegen (2000) konnten nachweisen, dass gemeinsame Zeit unter Umständen sogar negative Folgeerscheinungen für die Paarbeziehung haben kann. Sie zeigten in verschiedenen Studien, dass alltägliche gemeinsame Aktivitäten, die wenig Potenzial bieten, sich und den Partner in neuen Situationen kennenzulernen, die Gefahr von Langeweile bergen, die auf den Partner zurückgeführt wird (Aron und Aron 1986; Aron et al. 2000; Reissman et al. 1993). Lerntheoretisch gut erklärbare Habituationsprozesse können dazu führen, dass über die Jahre gemeinsame Erlebnisse ihren Verstärkercharakter verlieren und sich Monotonie einschleicht. Auch aus der Perspektive der Systemtheorie erscheint es plausibel, dass ein reines Mehr an gemeinsamer Zeit nicht notwendigerweise zu einem erhöhten Funktionsniveau innerhalb der Partnerschaft führt, sondern von einem kurvenlinearen Zusammenhang ausgegangen werden kann. Nach Olsons (1993) Circumplex-Modell funktioniert ein Ehe- oder Familiensystem dann am besten, wenn ein mittleres Niveau von Kohäsion und Flexibilität erreicht wird und Paare weder zu symbiotisch noch losgelöst voneinander agieren. Ein Zuviel an gemeinsam verbrachter Zeit kann mit emotionaler Verstrickung (Symbiose), ein zu Wenig mit emotionaler Loslösung einhergehen. Dabei lässt sich ein angemessenes Maß an gemeinsam verbrachter Zeit nicht generalisierbar, objektiv festlegen, sondern hängt von situativen/phasenspezifischen Rahmenfaktoren und der individuellen Bedürfnislage beider Partner ab. Zudem fluktuiert das Bedürfnis nach gemeinsamer Zeit und Nähe und deren Verfügbarkeit (zentrifugale und zentripetale Phasen einer Beziehung) in Abhängigkeit von

a) der beruflichen und familiären Situation (für einen Überblick siehe Holman und Epperson 1984),
b) von persönlicher Stresserfahrungen (vgl. Bodenmann und Milek 2012) und
c) in Zeiten von Übergangsprozessen (z. B. Übergang zur Elternschaft, vgl. Claxton und Perry-Jenkins 2008).

Damit muss das optimale Maß von gemeinsamer Zeit (und deren Ausgestaltung) stetig angepasst und neu verhandelt werden in einer Paarbeziehung und unterliegt einem stetigen Wandel. Huston, McHale und Crouter (1986) konnten zeigen, dass sich gemeinsame Aktivitätsmuster junger Paare bereits nach dem ersten Ehejahr verändern: Während Paare in der Verliebtheitsphase noch jede freie Minute mit dem geliebten Menschen verbringen, reduziert sich das Bedürfnis nach gemeinsamer Zeit im Laufe der Beziehung.

2.2   Zeit als (knappe) Ressource

Modelle, die auf der *Austauschtheorie* (Thibaut und Kelley 1959) beruhen, betrachten die „Investition" der Ressource Zeit in eine intimen Beziehung als zentrales Korrelat für Engagement oder Commitment (Agnew et al. 1998; Levinger 1979; Rusbult 1983).Vor diesem Hintergrund lässt sich die gemeinsame Zeit als Kosten oder Nutzen abbilden. Während schöne, gemeinsam erlebte Momente einen Nutzen darstellen, können streitend verbrachte Zeit oder auch Zeitmangel für andere Dinge (z. B. ein Mangel an individueller Zeit als direkte Folge der mehr gemeinschaftlich verbrachten Zeit) als Kosten angesehen werden. Es wird davon ausgegangen, dass Partner dann mit der Beziehung unzufrieden sind, wenn Zeit in ihrer Quantität und/oder Qualität nicht den Bedürfnissen und Erwartungen entspricht, d h. ein Ungleichgewicht zwischen Zeitkosten und -nutzen vorliegt.

Auch nach dem *Investment-Modell* (Rusbult 1983) stellt die in die Partnerschaft investierte Zeit eine (knappe) Ressource da, die das Commitment für die Paarbeziehung und ihre Stabilität erhöhen sollte. Je mehr sich ein Partner für die Beziehung engagiert, je mehr Zeit er oder sie in die Beziehung investiert, desto stärker sollte er oder sie sich verpflichtet fühlen die Partnerschaft aufrecht zu erhalten, da eine Trennung alle getätigten (Zeit-) Investitionen zunichte machen und in Frage stellen würden. Zudem signalisiert es Interesse und Bedürfnis nach Nähe, wenn ein Partner die gemeinsame Zeit gegenüber (lukrativen) alternativen Möglichkeiten der Zeitverwendung (z. B. Zeit für individuelle Hobbys ohne den Partner) bevorzugt. Es erhöht so die Wahrscheinlichkeit, dass der andere Partner ebenfalls Zeit und Energie in die Beziehung investiert. In der Tat haben mehrere Studien gezeigt, dass Zeitinvestment in individuelle anstelle von gemeinsamen Freizeitaktivitäten mit geringerer Beziehungszufriedenheit und verstärkten Paarkonflikten einhergeht (z. B. Baldwin et al. 1999; Claxton und Perry-Jenkins 2008; Orthner 1975; Smith et al. 1988).

Auswirkungen von Alltagsstress auf die gemeinsame Zeit

In stresstheoretischen Ansätzen innerhalb der Paarforschung wird die gemeinsame Zeit ebenfalls als eine (begrenzte) Ressource betrachtet, die vor allem durch Alltagsstress negativ beeinflusst wird. Im Stress-Scheidung-Modell identifiziert Bodenmann (2000b) die gemeinsame Zeit als eine von vier Schlüsselfaktoren, die den Mechanismus allmählicher, gegenseitiger Entfremdung in Partnerschaften durch chronischen Alltagsstress erklärt. Wenn Paare über lange Phasen hinweg hohem Alltagsstress ausgesetzt sind, kann dieser chronische Stress das Fundament einer intimen Beziehung sukzessive erodieren, zu Unzufriedenheit mit der Beziehung führen und letztlich sogar der zündende Auslöser sein, dass es zu einer Trennung kommt (siehe Bodenmann et al. 2007; Karney et al. 2005; Randall und Bodenmann 2009; Repetti et al. 2009). Dieser Prozess ist umso gefährlicher, da der Zerfall schleichend – von den Paaren oftmals unbemerkt – vonstattengeht.

Alltagsstress versus kritische Lebensereignisse

Partnerschaftliche Prozesse, die durch Stress ausgelöst werden, können sich sehr stark unterscheiden, je nachdem um welche Art von Stress es sich handelt (siehe Karney et al. 2005). Einige Stressoren, wie kritische Lebensereignisse, können sich langfristig sogar positiv auf die Partnerschaft auswirken, wenn sie zu Kohäsion im Paar führen, Unterstützungsprozesse in Gang setzen und der ausgelöste Stress effektiv gemeinsam bewältigt wird. So wird beispielsweise bei einem Todesfall in der Herkunftsfamilie der Partner vollstes Verständnis haben, wenn der Ehemann oder die Ehefrau sich stärker zurückzieht oder sich weniger engagiert bei gemeinsamen Aktivitäten zeigt. Wenn man hingegen wegen alltäglicher Kleinigkeiten gestresst ist (z. B. stressige Autofahrt, Unstimmigkeiten im Arbeitsumfeld, usw.), stößt das zumeist auf weit weniger Verständnis beim Partner. Vor allem dann, wenn dies chronisch der Fall ist und partnerschaftliche Belange über einen längeren Zeitraum auf Grund dieses Alltagsstresses zu kurz kommen.

© Springer Fachmedien Wiesbaden GmbH 2017
A. Milek und G. Bodenmann, *Gemeinsame Zeit in der Partnerschaft,*
essentials, DOI 10.1007/978-3-658-16887-2_3

3.1 Negative Effekte von Stress auf die Paarzeit: Erklärungsansätze

Alltagsstress reduziert das gemeinsame Zeitbudget, so dass Paare zum einen weniger Möglichkeiten haben, Freizeitaktivitäten gemeinsam nachzugehen, und ihnen zum anderen die Ruhe und Muße fehlt, um einander Gedanken und tiefe Gefühle (z. B. Bedürfnisse, Wünsche, etc.) mitzuteilen. An einem hektischen Tag (z. B. Projekt-Deadline bei der Arbeit, letzte Besorgungen für das Sportvereinsfest der Kinder, etc.) wird mehr Zeit in aufgabenzentrierte, problemorientierte Aktivitäten und weniger Zeit in die Aktivitäten investiert, die vielleicht an gewöhnlichen Tagen als Nähe stiftendes Ritual dienen (z. B. gemütlich eine Tasse Tee oder ein Glas Wein gemeinsam trinken). Darüber hinaus können stressbedingte Gereiztheit oder individuelle Stressbewältigungsstrategien des gestressten Partners (z. B. Rückzug, um eigenständig mit dem Stress umzugehen) zu Missverständnissen und einer allgemein angespannten Atmosphäre zwischen den Partnern führen (Repetti 1989).

Prominente Partnerschaftsmodelle (z. B. Vulnerabilitäts-Stress-Adaptationsmodell; Karney und Bradbury 1995) argumentieren, dass andauernder externer Stress (d. h. Stress, der außerhalb der Beziehung seinen Ursprung hat) Paarbeziehungen vor allem durch seinen negativen Einfluss auf interpersonelle Interaktionen beeinträchtigt. Ein Mechanismus, der in Zusammenhang mit dem sogenannten Spillover-Effekt diskutiert wird, ist, dass Stress (z. B. finanzieller Stress, Conger et al. 1990) mit negativer Stimmung zusammenhängt, die sich wiederum dysfunktional auf familiäre Interaktionen auswirkt. Paare, die einer Menge von externen Belastungen ausgesetzt sind, berichten häufiger über Partnerschaftskonflikte und erleben die Beziehungsqualität als weniger zufriedenstellend (z. B. Falconier et al. 2015; Ledermann et al. 2010). Story und Repetti (2006) begleiteten 43 Paare über fünf Werktage hinweg und stellten fest, dass an Tagen mit viel Stress auf der Arbeit (z. B. hohe Arbeitsbelastung, Konflikte mit Arbeitskollegen) Männer und Frauen mehr Rückzugsverhalten zeigten und über höhere partnerschaftsbezogene Reizbarkeit berichteten. In Analysen einer aktuellen Tagebuchstudie von Milek, Butler und Bodenmann (2015) profitierten Frauen in Bezug auf partnerschaftliche Intimität daher auch am meisten von mehr gemeinsamer Paarzeit an Werktagen, an denen es ihnen gelang, vergleichsweise (gemessen an ihrem eigenen normalen Konfliktniveau) wenig mit ihrem Partner zu streiten. Eine weitere Studie zeigte, dass vor allem für Personen mit geringen Stressbewältigungsstrategien und niedriger Frustrationstoleranz die Wahrscheinlichkeit erhöht ist, in Stresssituationen mit verbaler Aggression zu reagieren (Bodenmann et al. 2010). Bodenmann und Perrez (1992)

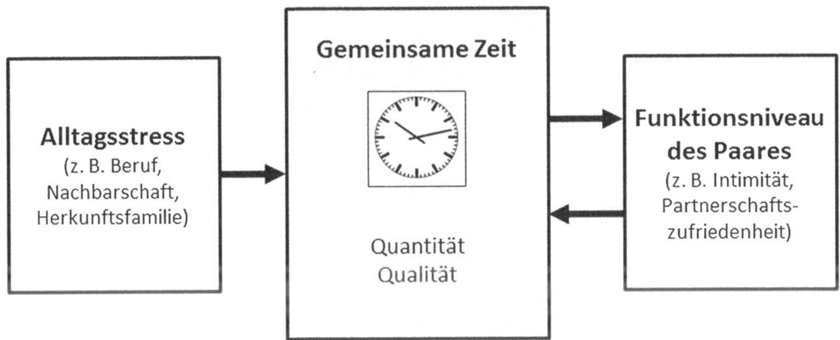

Abb. 3.1   Zeitmediations-Modell. (adaptiert nach Milek 2015)

konnten in einer experimentellen Studie nachweisen, dass sich die Kommunikationsqualität auch von glücklichen Paaren in Stresssituationen durchschnittlich um 40% verringerte.

Zusammenfassend kann also davon ausgegangen werden, dass Alltagsstress sowohl die Quantität als auch die Qualität der gemeinsamen Zeit erheblich beeinträchtigt und sich dadurch negativ auf Beziehungen und das partnerschaftliche Funktionsniveau auswirkt (siehe Abb. 3.1). Eigene Forschungsbefunde legen nahe, dass verschiedene Stressoren (z. B. arbeitsbezogen, kindsbezogen, etc.) beide Zeitkomponenten zu unterschiedlichem Ausmaß beeinflussen und vor allem über reduzierte Zeitqualität negativ mit subjektiver Zufriedenheit mit der gemeinsamen Zeit und der Partnerschaft insgesamt assoziiert sind (Milek 2015; Milek et al. 2016). Gleichzeitig kann davon ausgegangen werden, dass Paare mit niedrigerer Partnerschaftszufriedenheit weniger motiviert sind, Zeit gemeinsam zu verbringen, und sich so ein Negativkreislauf einstellt und aufrechterhält.

Sexuelle Aktivität

Im Rahmen der Sexualität spielen die Faktoren Stress und (keine) Zeit füreinander haben häufig eine wichtige Rolle. Sexuelle Spannung zwischen Partnern entwickelt sich zumeist nicht auf Knopf- und unter Zeitdruck, sondern baut sich allmählich auf. Eine Tagebuchstudie von Bodenmann, Atkins und Kollegen (2010) konnte zeigen, dass die sexuelle Aktivität eines Paares signifikant mit dem täglich erlebten Stressniveau zusammenhing. Je mehr Stress und damit häufig einhergehend weniger Zeit ein Paar hatte, desto niedriger war die Libido und die effektive sexuelle Aktivität. An Wochenenden, wo für gewöhnlich mehr Zeit füreinander und weniger äußerer Druck vorhanden ist, berichteten Paare über die stärkste sexuelle Aktivität. Auch wenn sexuelle Aktivität ein Ventil zum wirksamen Stressabbau sein kann (Ein-Dor und Hirschberger 2012), so empfinden gestresste Frauen oftmals weniger

Lust auf Sexualität. Da die sexuelle Aktivität jedoch ein wichtiger Faktor für die Beziehungszufriedenheit und -stabilität von Partnerschaften ist (Yabiku und Gager 2009), ist die Reduktion von sexueller Aktivität ein weiter Mechanismus, wie intime Beziehungen durch Zeitstress negativ beeinflusst werden.

3.2   Der Einfluss soziodemographischer Faktoren

Dank einer Vielzahl von Zeitbudgeterhebungen und anderen soziologischen Untersuchungen ist bereits gut erforscht, welche soziodemographischen Faktoren zu Zeitstress führen und das partnerschaftliche Zeitbudget reduzieren. Es hat sich herausgestellt, dass sich abgesehen vom Beziehungsstadium (z. B. Huston et al. 1986; Orthner 1975; Witt und Goodale 1981) die Menge an gemeinsamer Zeit, die einem Paar durchschnittlich zur Verfügung steht, vor allem durch die Arbeitsbelastung (z. B. Glorieux et al. 2011; Weißbrodt 2005) und (im Haushalt lebende, kleine) Kinder (z. B. Claxton und Perry-Jenkins 2008; Crawford und Huston 1993; Hamermesh 2000; Lenz 2009) vorhersagen lässt. Interessanterweise sind andere soziokulturelle Faktoren, wie zum Beispiel Einkommen, Prestige oder der sozioökonomische Status, wenig geeignet, um Unterschiede in der gemeinsam verbrachten (Frei-)Zeit von Paaren zu erklären (siehe z. B. Bollman et al. 1975; Kingston und Nock 1987).

3.3   Arbeitsbelastung

Berufstätige Paare verbringen durchschnittlich fast eine Stunde weniger gemeinsame Zeit pro Tag miteinander im Vergleich zu Paaren, bei denen nur einer oder keiner der Partner berufstätig ist (z. B. Glorieux et al. 2008; Glorieux et al. 2011; Moen 2003; Weißbrodt 2005). Konsequenterweise wirkt sich Berufstätigkeit besonders an Werktagen auf das gemeinsame Zeitbudget aus. Der Anteil der Paare, die gemeinsam Aktivitäten ausüben, liegt am Wochenende über den ganzen Tag hinweg höher als an Werktagen (siehe Abb. 3.2). Unterschiedliche und wechselnde Kernarbeitszeiten (z. B. Schichtarbeit, Dienstreisen, Montage, etc.) erschweren es berufstätigen Paaren, regelmäßig Zeit gemeinsam zu verbringen. Und selbst wenn Paarzeit oder Familienzeit auf der Agenda steht: Moderne Technologien und die implizite oder explizite Forderung nach einer stetigen Erreichbarkeit von Seiten der Berufswelt – auch an Wochenenden und nach Feierabend – haben zudem die Grenzen zwischen Arbeits- und Privatleben

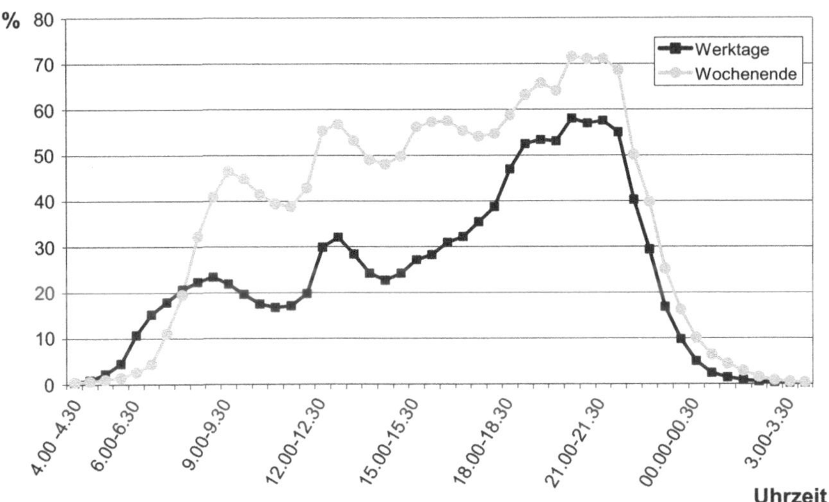

Abb. 3.2 Die gemeinsame Zeitverwendung von Paaren an Werktagen und Wochenenden (aus Weißbrodt 2005, S. 287). Datengrundlage: 19.700 Tagebücher von Paaren aus der Zeitbudgeterhebung 2001/2002 des Deutschen Statistischen Bundesamtes

stark aufgeweicht und weitreichende Konsequenzen für die gemeinsame Zeit in der Familie (Silverstone 1993). Selbst am Feierabend warten dringende Arbeitsmails, die „schnell" noch beantwortet werden „müssen". Der Spagat zwischen beruflichen und familiären Anforderungen, das selten richtig Abschalten-können, trägt erheblich zum empfundenen Zeitstress bei.

Einfluss des Internets

Das Internet mit all seinen scheinbar unendlichen Möglichkeiten sozialer Interaktion (z. B. soziale Netzwerke), Informationsgewinnung und der unterhaltenden Zerstreuung trennt Familienangehörige mehr, als dass sie sie zusammenbringt. So zeigten Kraut und Kollegen (1998) in einer Längsschnittstudie bereits in den 90er Jahren (die sie mit 93 Familien durchführten, welche neu ans Internet angeschlossen wurden), dass Familien, die mehr Zeit im Internet verbrachten, ein bis zwei Jahre später weniger soziale „off-line" Kontakte hatten und über weniger direkte Kommunikation zwischen den Familienmitgliedern, mehr Einsamkeit und stärkere depressive Symptome berichteten. So praktisch verschiedene internetbasierte Kommunikationstechnologien auch sein mögen, um Paare (und Familien) über räumliche Trennungen hinweg zu verbinden (Crystal Jiang und Hancock 2013; Goodman-Deane et al. 2016): Aktuelle Studien zeigen, dass die verstärkte Nutzung von Handys *in Anwesenheit* des Partners mit mehr Konflikten über den Handygebrauch einhergeht, welche wiederrum die Beziehungszufriedenheit beeinträchtigen (Roberts und David 2016).

Das Smartphone als ständiger mobiler Begleiter liefert eine potente Ablenkungsquelle. Selbstdisziplin und -managementkompetenzen sind nötig, um der Versuchung zu widerstehen. Eine Person kann zwar physisch anwesend, aber zugleich psychologisch abwesend sein (Boss 1983). Für den Partner und das Erleben der gemeinsamen Zeit macht es einen Unterschied, wie (emotional) verfügbar eine Person im Hier und Jetzt ist. Damit unterscheiden sich Partner (und Wissenschaftler) in der Auffassung, ob bestimmte Momente – verbracht in Anwesenheit des Partners – auch als gemeinsame Zeit *mit* dem Partner zählt (Milek 2015). Beispielsweise würden einige Paare (z. B. vermeidende Paare, siehe Gottman 1994) es als gemeinsame Zeit mit dem Partner bezeichnen, wenn einer der Partner Nachrichten auf dem Smartphone liest, während der andere am Computer Fotos bearbeitet. Für andere Paare wäre dieses Ausüben verschiedener Aktivitäten im gleichen Raum nicht ausreichend, um als gemeinsame Zeit zu gelten.

3.4   Kinder

Auch wenn sich Stress negativ auf die gemeinsame Zeit von Paaren aller Altersgruppen und Beziehungsstadien auswirkt, so gehören vor allem Paare mit kleinen Kindern zur Risikogruppe, bei der Zeit für Zweisamkeit (zu) eng bemessen ist (Hamermesh 2000; Roxburgh 2002, 2006; Witt und Goodale 1981). Eltern verbringen ihre gemeinsame Zeit vor allem als Familie und weniger zu zweit als Paar (Lenz 2009; Weißbrodt 2005). Sie verwenden einen hohen Anteil der gemeinsamen Zeit für Multitasking (z. B. Vorbereitung des Abendessens, Kontrollieren der Hausaufgaben der Kinder, etc.), anstatt erholsamen Freizeitaktivitäten nachzugehen (Huston et al. 1986). Zudem sind tiefgründige Gespräche und intime Zweisamkeit eine Herausforderung in der ständigen Gegenwart von Kindern (Lavee et al. 1996; White et al. 1986). Eltern stellen die Bedürfnisse der Kinder in den Vordergrund und sowohl persönliche als auch partnerschaftliche Belange vielfach hinten an (z. B. Dyck und Daly 2006). Exklusive Paarzeit (d. h. Zeit ohne Kinder) wird damit zur Seltenheit. Im Vergleich zu kinderlosen Paaren verbrachten Paare mit Kindern 2003 in einer von Dew (2009) durchgeführten Studie durchschnittlich circa 116 min an Wochentagen bzw. 218 min an Wochenenden weniger Zeit gemeinsam „zweisam". Dyck und Daly (2006) konnten in ihrer qualitativen Analyse von 14 Doppelverdiener-Paaren mit Kindern zeigen, dass Paarzeit durch die mitschwingende Konnotation, dass so ein seltener, zweisamerAbend etwas ganz Besonderes (und mit sexueller Intimität verbunden) sein sollte, einerseits Druck ausübt, andererseits jedoch eine wichtige Funktion einnimmt, um das Gefühl der partnerschaftlichen Identität zu bewahren (siehe auch Baxter und Dindia 1990).

Besonders die Geburt des ersten Kindes bringt eine große Veränderung für ein Paar mit sich und rangiert sogar auf Platz 6 der stressreichsten kritischen Lebensereignisse (Dohrenwend und Dohrenwend 1974; Drohrenwend et al. 1978). Auch wenn mit der Elternschaft viel Freude und Lebenserfüllung verbunden sind, verändern sich der Fokus und die Dynamiken im Paar. Auf einmal steht nicht mehr der Partner sondern das Wohl des Kindes im Vordergrund. Die Zweisamkeit wird zur Dreisamkeit, die oftmals mit Einbußen in der Partnerschaftszufriedenheit verbunden ist und mit einer starken Reduktion der individuellen und partnerschaftlichen Freizeit einhergeht (Claxton und Perry-Jenkins 2008; Crawford und Huston 1993; Huston und Vangelisti 1995). Claxon und Perry-Jenkins (2008) begleiteten 147 Paare im Übergang zur Elternschaft und dokumentierten einen U-förmigen, kurvenlinearen Verlauf, der sich ohne nennenswerte Abweichungen von dem Muster für alle untersuchten Paare zeigte: Es gab einen steilen Rückgang der gemeinsamen partnerschaftlichen Freizeit von vor der Geburt bis einen Monat nach der Geburt, gefolgt von einem graduellen Anstieg des gemeinsamen Freizeitbudgets im Jahr nach der Geburt, welches jedoch nicht mehr das Ausgangsniveau von vorher erreichte. Frauen, die pränatal mehr Freizeit mit ihrem Partner verbracht hatten, berichteten ein Jahr nach der Geburt weniger Partnerschaftskonflikte und mehr Liebesgefühle für den Partner; Männer die schon vor der Geburt mehr individuellen Freizeitaktivitäten nachgegangen waren, gaben nach der Geburt mehr Paarkonflikte an. Claxon und Perry-Jenkins schlussfolgern daraus, dass die gemeinsame Freizeitgestaltung ein integraler Bestandteil gut funktionierender Beziehungen sei, der sich beim Übergang zur Elternschaft auch nachhaltig auf das erste Jahr nach der Geburt auswirke. Paare erwarten schon während der Schwangerschaft, dass sie wenig gemeinsame Paarzeit nach der Geburt des Babys haben werden, schätzen dann die Realität drei Monate nach der Geburt des Kindes jedoch noch negativer ein als erwartet (Senn 2015).

Gemeinsame Paarzeit bewusst gestalten: Praktische Implikationen für die Paarberatung und -therapie

4

Viele empirische Untersuchungen fanden Effekte dahingehend, dass gemeinsame Freizeitaktivitäten, die ein hohes Maß an Interaktion und Kommunikation erlauben, stärker mit positiven Beziehungsmaßen zusammenhingen, als weniger kommunikative, neutrale Tätigkeiten (z. B. Flora und Segrin 1998; Holman und Jacquart 1988; Orthner 1975; Palisi 1984). Solch gemeinsame Aktivitäten scheinen einen besseren Rahmen zu liefern als andere, um Austausch und Nähe zwischen Partnern zu fördern – zwei zentrale Faktoren, die eng mit der Stabilität und Qualität einer Beziehung zusammenhängen. In einem Experiment von Flora und Segrin (1998) beispielsweise berichteten Personen nach einer unstrukturierten Interaktion mit einer vertrauten Person oder dem/der Partner/in über höhere Zufriedenheit mit der gemeinsamen Zeit als nach einem kompetitiven Wettbewerbsspiel oder dem passiven gemeinsamen Fernsehen.

Allerdings berichten einzelne Studien (je nach Design, Stichprobe, Outcome, eingesetzten Messinstrumenten, etc.) auch andere Forschungsbefunde. So fand Hill (1988) in ihrer Analyse der Tagebuch-Interviewdaten einer längsschnittlichen Zeitbudgetstudie, dass mehr gemeinsame Fernsehzeit zum ersten Messzeitpunkt mit höherer Beziehungsstabilität etwa fünf Jahre später verbunden war, während das zeitliche Investment in andere (eher passive) gemeinsame Freizeitaktivitäten (zu denen auch der Austausch gezählt wurde) oder gemeinsame soziale Freizeitaktivitäten außer Haus (z. B. Freunde besuchen, ins Kino zu gehen, etc.) in keinem Zusammenhang mit der Beziehungsstabilität fünf Jahre später standen. Als bester Prädiktor unter allen Freizeitformen zur Vorhersage, ob ein Paar noch zusammen war oder nicht, stellte sich in ihrer Studie die gemeinsame aktive Erholung (z. B. Sport) heraus (Hill 1988). In eine ähnliche Richtung argumentieren auch Reissman et al. (1993), die aus den Ergebnissen ihrer experimentellen Studie schlossen, dass aktivierende gemeinsame Freizeitaktivitäten

© Springer Fachmedien Wiesbaden GmbH 2017
A. Milek und G. Bodenmann, *Gemeinsame Zeit in der Partnerschaft,*
essentials, DOI 10.1007/978-3-658-16887-2_4

besser als lediglich angenehme Aktivitäten geeignet sind, um Partnerschaftszufriedenheit langfristig aufrecht zu erhalten. Girme et al. (2014) konnten zeigen, dass besonders die Aktivitäten, die von beiden Partnern als stressfrei und Nähe stiftend erlebt wurden, mit Verbesserungen der Beziehungsqualität drei Monate später zusammenhingen – unabhängig, ob es aktivierende oder eher passivere gemeinsame Aktivitäten waren. Zudem hing es in ihrer Studie stark davon ab, mit welcher Motivation das Paar den gemeinsamen Aktivitäten nachging und wie engagiert sich der Partner aus Sicht des Einzelnen in die Aktivität einbrachte, ob gemeinsame Aktivitäten als stressfrei und Nähe stiftend und damit beziehungsfördernd eingeschätzt wurden.

Vor dem Hintergrund unterschiedlicher Rahmenbedingungen je nach Beziehungsstadium, verschiedenen individuellen Erwartungen und Bedürfnissen und dem Einfluss von Stress auf die Quantität und Qualität von gemeinsamer Zeit erscheinen pauschale Rezepte, welche (Frei-)Zeitaktivitäten für eine stabile und glückliche Partnerschaft maßgebend sind, fehl am Platz. Sie sind ebenso wenig hilfreich wie eine konkrete Zeitempfehlung, die Mann oder Frau mit seinen/ihren Liebsten verbringen sollte, um langfristig zufrieden zu sein. Zudem bildet die gemeinsame *Freizeit* nur einen kleinen Anteil der gemeinsamen Zeit ab. Mehr als ein Drittel der täglichen gemeinsamen Zeit verbringen Paare mit Haushaltsaktivitäten (z. B. kochen) und Besorgungen erledigen (z. B. Einkaufen) (Glorieux et al. 2011). Solche Aktivitäten im Alltag – auch wenn sie von den meisten Paaren nicht als gemeinsame Zeit im engeren Sinne angesehen wird – fördern den Zusammenhalt und das Gemeinschaftsgefühl im Paar und nehmen damit eine wichtige Funktion ein (Fraenkel 1994; Fraenkel und Wilson 2012; Kremer-Sadlik und Paugh 2007).

Um Paaren wie Melanie und Christoph (siehe Beispiel Kap. 1 und Fortsetzung unten) beratend zur Seite stehen und helfen zu können, ist eine umfassende Diagnostik wichtig, die implizite, individuelle, zeitbezogene Erwartungen und paarspezifische, temporale Muster und Gewohnheiten aufdeckt und auf ihr Veränderungspotenzial hin überprüft. Gewöhnlich kommen Paare vordergründig mit anderen Themen (z. B. dysfunktionale Kommunikation, Sexualität, Macht) in die Beratung und Therapie. Bei genauerem Hinschauen zeigt sich jedoch oft, dass die temporale Dimension eine zentrale Rolle spielt und Dynamiken im Paar nachteilig beeinflusst, ohne dass es den Partnern bewusst wäre (Fraenkel und Wilson 2012). Eine explizite Auseinandersetzung mit dem Thema *gemeinsame Zeit* bereits früh im Therapieprozess kann daher besonders für doppelerwerbstätige Paare mit Kindern, in räumlicher Trennung lebende Paare (z. B. Fernbeziehung) oder Paare, die mit vielen Alltagsstressoren konfrontiert sind, indiziert sein.

▶ Die Art und Weise, wie sich Paare in der Zeit verorten und wie sie ihren Alltag eintakten (können), wirkt sich auch auf die allgemeine Zufriedenheit mit der gemeinsamen Zeit und der Partnerschaft aus. Ein besseres Verständnis der zeitlichen Beziehungsdimensionen zwischen den Partnern und kleinere Adaptationen in der Wochenplanung können für einige Paare schon ausreichen, um Paarzeit aktiv in den Alltag zu integrieren und wieder einen – für beide Seiten stimmigen – gemeinsamen Rhythmus zu finden.

Beispiel, Fortsetzung aus Kap. 1

Christoph und Melanie funktionieren im Alltag, haben jedoch viel Stress und nur wenig Zeit um Luft zu holen, um sich Zeit füreinander zu nehmen und auszutauschen. Melanie fühlt sich mit den Kindern oft allein gelassen und würde sich von Christoph mehr Anerkennung und Unterstützung wünschen. Er hingegen tut seinen Job nur für sie und die Kinder und empfindet ihr Klagen, dass er zu wenig zuhause sei um mit anzupacken, als ungerechtfertigten Vorwurf. Melanies abendliche Müdigkeit und ihr mangelndes Interesse an körperlicher Nähe interpretiert er als Abweisung gegen ihn. Intensiv und offen darüber gesprochen, wie beide die Situation erleben, haben Christoph und Melanie allerdings bisher nicht.

Nach einem ausführlichen Gespräch in der Paartherapie haben beide Partner ein besseres Verständnis für den Einfluss von Zeitstress auf ihre Partnerschaft und damit auch füreinander entwickelt. Eine genaue Wochenplanung, die auch individuelle Rhythmen berücksichtigt (Melanie war schon immer diejenige, die gern früh ins Bett geht und morgens aktiv ist, während Christoph abends oft noch länger wach ist und allgemein weniger Schlaf braucht), ermöglicht es, Interessen und Verpflichtungen beider Partner zu kombinieren und zudem regelmäßige, kinderfreie Paar-Zeiträume zu etablieren. Dazu beschließen beide die Morgenstunden vor dem Erwachen der Kinder als Start in den (Wochen-)Tag mit einem gemeinsamen Kaffee zu beginnen und mindestens einmal im Monat einen „Paarabend" (abwechselnd) auswärts zu organisieren. Melanie verspricht, sich um die Babysitter-Suche zu kümmern. Zudem wollen beide für die kommenden neun Monate, bis Melanie ihre Weiterbildung voraussichtlich abschließt, andere Prioritäten setzen: Aufgaben im Haus können warten – wichtiger ist es für beide, die wenige Zeit an Wochenenden für gemeinsame Familienaktivitäten zu nutzen.

4.1   Psychoedukation: Zeitmythen

Vielfach haben Paare unrealistische Vorstellungen von gemeinsamer Zeit. Mit kognitiven Methoden (z. B. sokratischer Dialog) und Psychoedukation können dysfunktionale zeitbezogene Erwartungen und Einstellungen aufgedeckt und verändert werden. Peter Fraenkel, ein passionierter Jazzmusiker und amerikanischer Paartherapeut, beschreibt auf Grund seiner langjährigen Erfahrung mit „aus dem Rhythmus gekommenen" Paaren drei weit verbreitete Zeitmythen (Fraenkel und Wilson 2012; siehe auch Fraenkel 2011a), die es psychoedukativ aufzuklären gilt.

1. Der Mythos der Spontanität von Paarzeit Unter der Prämisse im hektischen Alltag zumindest das Privatleben vor dem Verplanen zu bewahren, hegen Paare zumeist die Vorstellung, dass sich gemeinsame Qualitätszeit spontan ergeben müsse. Laut Fraenkel (Fraenkel 2011; Fraenkel und Wilson 2012), erscheint vielen Paaren der Gedanke denkbar unromantisch, dass man auch Zeit für Nähe, gemeinschaftliche Begegnung und körperliche Intimität aktiv und regelmäßig einplanen muss. Doch warum sollte sich – wo rundum sonst alles genau eingetaktet ist –ausgerechnet die Paarzeit ungeplant ergeben? Sein Rat an alle Paare ist daher: Um Zeit zu *finden*, muss man sie sich aktiv *nehmen* und vor all den äußeren Einflüssen bewahren, die im Alltag sonst dazwischen kommen.

> ▶   Um Zeit gemeinsam zu haben muss sie regelmäßig eingeplant werden. Feste Zeitfenster oder „Zeitinseln", reserviert für die Partnerschaft, helfen Zeit für Zweisamkeit auch im hektischen Alltag als festen Bestandteil zu integrieren.

2. Der Mythos der Perfektion Hinter diesem Mythos steht laut Fraenkel (Fraenkel 2011; Fraenkel und Wilson 2012) die Annahme, dass sich mit einem effizienten Zeitmanagement und gutem Multitasking die Arbeit, der Haushalt, das persönliche Hobby, die Kinder, der Partner, usw. problemlos unter einen Hut bringen ließe. „You can have it all" – solange man die Zeit richtig plant und nutzt. Mehr und mehr wissenschaftliche Forschungsergebnisse zeigen jedoch, dass Multitasking mit hohen Kosten verbunden ist: Man ist nicht nur objektiv langsamer und weniger produktiv, sondern auch subjektiv stärker gestresst und weniger zufrieden mit seiner Tätigkeit (für einen Überblick siehe Baethge und Rigotti 2010). Es ist eine Illusion, alles gleichzeitig tun zu können. Um wirklich Zeit für das Hier und Jetzt zu haben und sie ohne Druck oder Stress genießen zu können, ist es unabdingbar, Prioritäten zu setzen. Fraenkels Rat, um diesem Mythos zu begegnen, ist daher, anstatt zu versuchen, alles gleichzeitig zu erledigen, eine bewusste – manchmal schwierige – Entscheidung zu treffen, wann, für wie lange und wofür man seine Zeit investieren möchte.

▶ Zeit ist eine limitierte Ressource: Nicht alles lässt sich in 24 h bewerkstelligen. Das bedeutet Prioritäten setzen, selbst wenn es schwierige Entscheidungen sind, die man treffen muss. Um der Zeitstress-Falle zu entgehen und Enttäuschungen zuvorzukommen, sollten Paare gemeinsam aushandeln, welche Priorität sie unterschiedlichen Aktivitäten (z. B. berufliche Verpflichtungen, individuelle Hobbys, gemeinschaftliche Aktivitäten, etc.) sowohl kurz- als auch langfristig einräumen. Ein Jegliches hat seine Zeit. Sich bewusst für eine Zeitinvestition zu entscheiden bedeutet ein „nein" oder zumindest ein „nicht jetzt" für alternative Zeitinvestitionen. Viele Dinge, obgleich scheinbar kurzfristig wichtig, können auch zu einem anderen Zeitpunkt umgesetzt oder verwirklicht werden. Gegenseitige Offenheit, besonders bei unterschiedlichen Prioritäten, ist eine Voraussetzung für Verständnis und faire Kompromisse.

3. Der Mythos der Kontrollierbarkeit Eng verbunden mit dem Mythos der Perfektion sieht Fraenkel (Fraenkel 2011; Fraenkel und Wilson 2012) den Mythos der Kontrollierbarkeit. Mit diesem Mythos beschreibt er die gängige Vorstellung von Paaren, dass man – bzw. vor allem der Partner oder die Partnerin – seine Zeit stets und zu jederzeit vollständig selbstbestimmt im Griff hat (oder haben sollte). Man setzt sich selbst unter Druck, alles schaffen zu müssen und sieht ein Scheitern dieses Unterfangens als selbstverschuldete Niederlage an. Zugleich wird ein abendliches Zuspätkommen des Partners oder der Partnerin sehr schnell auf mangelhaftes Zeitmanagement oder fehlende Prioritätensetzung bezüglich der gemeinsamen Zeit und damit auf Eigenschaften des anderen attribuiert. Dabei gibt es viele kontextuelle Umstände die außerhalb des eigenen Einflussbereichs liegen und eben dazu führen, dass man trotz des besten Zeitmanagements nicht stets der Herr der eigenen Zeit ist. Berufliche Unvorhersagbarkeiten, Bedürfnisse anderer (z. B. von Kindern, pflegebedürftigen Familienangehörigen) oder Zufälle (z. B. Stromausfall im Straßenbahnbetrieb) lassen sich zeitlich eben nicht genau eintakten und planen.

▶ Selbst bei gutem Management lässt sich Zeit nicht hundertprozentig kontrollieren. Viele kontextuelle Faktoren außerhalb des eigenen Einflussbereichs bestimmen das tägliche Zeitbudget, das Paaren zur

Verfügung steht. Diese Erkenntnis und eine gewisse Nachsichtigkeit, sich selbst und dem Partner gegenüber, kann helfen, die verbleibende gemeinsame Zeit schön zu gestalten, anstatt sie mit gegenseitigen Anschuldigungen oder Selbstvorwürfen zu verbringen.

4.2   Stressbewältigungskompetenzen stärken

Bei der Arbeit mit Paaren die einer hohen chronischen Stressbelastung ausgesetzt sind, kann neben der Zeitdiagnostik die explizite Auseinandersetzung mit der gemeinsamen Stressbewältigung (dyadisches Coping; Bodenmann 2000b) ein vielversprechender Weg sein, um dysfunktionale Spillover-Prozesse zu vermeiden, die die gemeinsame Zeit kontaminieren und die Partnerschaft langfristig beeinträchtigen.

Dyadisches Coping
Dyadisches Coping beschreibt einen interpersonellen Stressbewältigungsprozess in Partnerschaften, in dem die Äußerung von verbalen und non-verbalen Stresssignalen seitens des einen Partners und die Wahrnehmung, Dekodierung sowie auf die Stresssignale eingehenden Verhaltensweisen (positiv oder negativ) des anderen Partners im Wechselspiel stehen. Eine zentrale Annahme dabei ist, dass (direkt oder indirekt) stets beide Partner von den Belastungen des Einzelnen betroffen sind und daher beide von einer gemeinsamen Stressbewältigung profitieren (siehe Bodenmann 2016).

Zum einen sollte durch Psychoedukation ein Bewusstsein dafür geschaffen werden, wie Stressbelastung von außen ins Paar überschwappt, und dann in einem zweiten Schritt die Stressbewältigungskompetenzen gestärkt werden, um den externen Stress gemeinsam als Paar effektiv zu bewältigen (Milek und Bodenmann 2016). Dazu gehört auch, dass sich Paare Zeit nehmen, um füreinander da zu sein in stressigen Zeiten. Regelmäßig Zeit und Raum für innige Gespräche (z. B. aktiv Interesse zeigen, nachfragen, was den Partner bewegt/ stresst, zuhören) zu schaffen und aktiv einzuplanen, bietet Paaren eine verlässliche, verbindende Basis. Mehrere Präventions- und Interventionsprogramme für Paare (siehe Tab. 4.1) haben diese stresszentrierte Perspektive bereits integriert. Es gibt eine Vielzahl überzeugender Forschungsbefunde, die zeigen, dass eine Verbesserung der gemeinsamen Stressbewältigung mittels dieser Programme erzielt werden kann und sich positiv auf die Beziehungszufriedenheit von Paaren auswirkt (z. B. Bodenmann et al. 2006; Falconier 2015; Petch et al. 2012; Schaer et al. 2008; Zimmermann und Heinrichs 2012). Damit einher geht eine höhere Lebenszufriedenheit

Tab. 4.1 Evaluierte Präventionsprogramme, die gezielt Stressbewältigungskompetenzen fördern

Programm Autoren/Literatur	Zielgruppe/Schwerpunkte	Darbietungsform/Dauer
Paarlife (Bodenmann 2000a)	Universelles Präventionsprogramm für Paare Verbesserung des dyadischen Copings; Verbesserung der Kommunikation und Problemlösung; Bearbeitung von Themen wie Fairness, Gerechtigkeit, Distanz–Nähe in der Partnerschaft	1–2 tägiger Workshop (+ DVD) Gesamtdauer: 10–15 h 5 Module Gruppensetting: 4–6 Paare
Seite an Seite (Heinrichs und Zimmermann 2007)	Spezifisches Präventionsprogramm für Paare bei denen die Frau in frühem Stadium an Unterleibs- oder Brustkrebs erkrankt ist Krebs und Behandlung, Dyadisches Coping, Umgang/Kommunikation mit/über Stress, Sexualität	5 Sitzungen à ca. 50 min Einzelsetting alle 1 bis 2 Wochen
Together (Falconier 2015)	Spezifisches interdisziplinäres Präventionsprogramm für Paare mit finanziellen Schwierigkeiten Förderung des gegenseitigen Verständnisses der Partner in Überzeugungen, Rollen und Erwartungen in Bezug auf Finanzen, Verbesserung der Problemlösefähigkeiten und Kommunikation in Bezug auf finanzielle Probleme, Umgang mit Geld	4 Sitzungen à 4,5 h Gesamtdauer: 18 h 9 Module Gruppensetting: 4–8 Paare Duale Gruppenleitung durch FinanzberaterIn und PaartherapeutIn

und ein allgemein besseres psychisches und physisches Befinden (Bodenmann 2008). Weiterführende Hinweise, wie sich dyadische Stressbewältigungskompetenzen von Paaren im therapeutischen Setting fördern lassen, sind bei Bodenmann (2012) ausführlich dargestellt.

4.3   Kontraindikation

Generell gibt es keine Kontraindikation, bei der davon abzuraten ist, temporale Muster näher in den Blick zu nehmen. Bei der Arbeit mit stark zerstrittenen, konfliktbelasteten Paaren deren Interaktionen durch hohe wechselseitige Negativität gekennzeichnet ist, ist jedoch zu bedenken, dass lediglich eine Erhöhung der Menge der gemeinsamen Zeit ohne gleichzeitige Verbesserung der Qualität der gemeinsamen Zeit wenig erfolgsversprechend ist. Hier ist es empfehlenswert, schon früh im Therapie- und Beratungsprozess Positivität (z. B. Reziprozitätstraining) und hedonistische Aktivitäten (z. B. Entspannung) im Paar zu fördern (siehe Bodenmann 2012).

Bei der Arbeit mit Paaren, bei denen ein Partner an einer psychischen Störung leidet, ist ebenso Umsicht geboten. Hier reicht es nicht aus, an temporalen Mustern zu arbeiten. Psychische Störungen (z. B. Persönlichkeitsstörungen, psychotische Störungen, Zwangsstörungen, affektive Störungen, etc.) können gravierende Auswirkungen auf die gemeinsame Zeit in der Paarbeziehung haben. Beispielsweise machen depressive Personen mehr negative Zuschreibungen (Walper 2014), zeigen weniger Unterstützungsverhalten (Davila et al. 1997) und teilen weniger positive Erlebnisse mit dem Partner (Horn et al. 2015). Dies beeinflusst gemeinsame Momente und führt dazu, dass beide Partner die gemeinsame Zeit als weniger positiv bewerten und sich auf lange Sicht die Beziehungszufriedenheit verschlechtert. Gleichzeitig können psychische Störungen ihren Ursprung in der Paarbeziehung haben oder durch sie aufrechterhalten werden (z. B. affektive Störungen). Depressive Symptome können sowohl Ursache als auch Folge von interpersonellen Konflikten sein (Hammen 1991; für eine Übersicht siehe auch Liu und Alloy 2010) und damit auf grundlegende dysfunktionale Muster in der Beziehung hinweisen. Paartherapeutische Interventionen, die auf die Verbesserung solcher dysfunktionalen interpersonellen Interaktionsmuster abzielen und damit indirekt auch die Zeitqualität eines Paares beeinflussen, haben sich auch bei diesen Paaren als wirksam erwiesen (Beach et al. 2014). Sie verbessern nicht nur die Partnerschaftszufriedenheit, sondern auch die individuellen störungsspezifischen Symptome (Baucom et al. 2012).

4.4   Konkrete Hinweise zum Weitergeben an Paare

Fraenkel und Wilson (2000, 2012) schlagen verschieden zeitzentrierte Übungen vor (von denen im Folgenden eine Auswahl vorgestellt wird), die Paaren helfen können, zeitliche Rhythmen im Paar zu reflektieren und zu verändern. Durch explizites Auseinandersetzen mit der zeitlichen Dimension lassen sich zufriedenstellende

Aspekte identifizieren, die es zu verstärken und zu bewahren gilt. Ebenso treten dysfunktionale Muster zutage, an denen das Paar arbeiten kann.

Paarzeit-Fragebogen Das Abgeben eines Paarzeit-Fragebogens (siehe z. B. Tab. 4.2) kann als Stimulusmaterial dienen, um die Reflektion verschiedener zeitbezogene Aspekte in der Partnerschaft anzuregen. Dabei werden beide Partner gebeten, den Fragebogen zunächst getrennt voneinander auszufüllen und anschließend sollen die beiden Partner ihre Angaben gemeinsam besprechen: Wo sieht das Paar Gemeinsamkeiten, wo unterscheidet sich die Wahrnehmung

Tab. 4.2 Diagnostik: Die temporale Dimension in Partnerschaften explorieren. (Quelle: Auszug aus dem „Couples in Time Questionnaire", adaptiert nach Fraenkel 2011b)

Bitte kreuzen Sie in einem ersten Schritt für jede der kommenden Fragen diejenige Antwortalternative an, die am besten auf Sie persönlich zutrifft - ohne sich mit Ihrer Partnerin/Ihrem Partner abzusprechen. Denken Sie dabei an eine typische 7-Tage-Woche. Anschließend können Sie dann in einem zweiten Schritt Ihre Antworten mit denen Ihrer Partnerin/Ihres Partners vergleichen und diskutieren.					
Zeitdruck	nie	selten	manch-mal	häufig	immer
1. Wie oft haben Sie das Gefühl unter starkem Zeitdruck zu stehen?	1	2	3	4	5
2. Inwieweit stimmen Sie und Ihr/e Partner/in in der Wahrnehmung des Zeitdrucks überein, unter dem Sie stehen?	1	2	3	4	5
3. Wie oft kommt es wegen Zeitdruck zu Konflikten in Ihrer Beziehung?	1	2	3	4	5
4. In welchem Ausmaß tragen die folgenden Faktoren zum Zeitdruck in Ihrer Beziehung bei? (wenn nicht zutreffend, entsprechende Zeile durchstreichen)	gar nicht	eher wenig	etwas	viel	sehr viel
Berufstätigkeit/ Ausbildung	1	2	3	4	5
Kinderbetreuung	1	2	3	4	5
Hausarbeit	1	2	3	4	5
Pflege von Familienangehörigen	1	2	3	4	5
Transportwege (z.B. Pendeln)	1	2	3	4	5
Wunsch des Partners nach Zweisamkeit	1	2	3	4	5
(individuelle) Freizeitaktivitäten	1	2	3	4	5
Beantworten von privaten Emails/SMS, Chats, Internet	1	2	3	4	5
Anderes_____________	1	2	3	4	5
Menge an gemeinsamer Paarzeit	nie	selten	manch-mal	häufig	immer
5. Wie oft haben Sie das Gefühl, dass Sie und Ihr/e Partner/in genug Zeit gemeinsam verbringen?	1	2	3	4	5
6. Inwieweit stimmen Sie und Ihr/e Partner/in darin überein, ob Sie genug Zeit gemeinsam verbringen?	1	2	3	4	5
7. Wie oft kommt es bei Ihnen wegen unterschiedlicher Bedürfnisse nach gemeinsamer Zeit zu Konflikten in der Beziehung?	1	2	3	4	5
8. Wie oft kommt es bei Ihnen wegen unterschiedlichen Vorlieben in Bezug auf die Gestaltung der gemeinsamen Zeit zu Konflikten in der Beziehung?	1	2	3	4	5

(Fortsetzung)

Tab. 4.2 (Fortsetzung)

9.	Wie oft sind die Zeitpläne von Ihnen und denen Ihres Partners/Ihrer Partnerin aufeinander abgestimmt?	1	2	3	4	5
10.	Inwieweit stimmen Sie und Ihr/e Partner/in darin überein, ob Ihre Zeitpläne aufeinander abgestimmt sind?	1	2	3	4	5
11.	Wie oft kommt es wegen des Themas „terminliche Abstimmung" zu Konflikten in Ihrer Beziehung?	1	2	3	4	5
		gar nicht	eher nicht	etwas	ziemlich	sehr
12.	Wie zufrieden sind Sie insgesamt mit Ihrem typischen Tagesablauf als Paar (unter Berücksichtigung sowohl Ihrer Zeitpläne als auch der Ihres Partners/ Ihrer Partnerin)?	1	2	3	4	5
		morgens	nach-mittags	abends	nachts	
13.	Wann haben Sie die meiste Energie am Tag?	1	2	3	4	
14.	Wann hat Ihr/e Partner/in die meiste Energie am Tag?	1	2	3	4	
Pünktlichkeit		gar nicht	eher nicht	etwas	ziemlich	sehr
15.	Wie wichtig ist es Ihnen, bei Veranstaltungen und Verabredungen pünktlich zu sein?	1	2	3	4	5
16.	Wie wichtig ist es Ihrem Partner/Ihrer Partnerin, bei Veranstaltungen und Verabredungen pünktlich zu sein?	1	2	3	4	5
17.	Wie pünktlich sind Sie im Allgemeinen?	1	2	3	4	5
18.	Wie pünktlich ist Ihr/e Partner/in im Allgemeinen?	1	2	3	4	5
		nie	selten	manch-mal	häufig	immer
19.	Wie oft kommt es wegen des Themas „Pünktlichkeit" zu Konflikten in Ihrer Beziehung?	1	2	3	4	5
Effektive Zeitnutzung		gar nicht	eher nicht	etwas	ziemlich	sehr
20.	Wie wichtig ist Ihnen eine effektive Nutzung Ihrer Zeit (was auch immer "effektiv" für Sie bedeutet)?	1	2	3	4	5
21.	Wie wichtig ist Ihrem/r Partner/in eine effektive Nutzung seiner/ ihrer Zeit (was auch immer "effektiv" für ihn/sie bedeutet)?	1	2	3	4	5
		nie	selten	manch-mal	häufig	immer
22.	Inwieweit stimmen Sie und Ihr/e Partner/in darin überein, ob effektive Zeitnutzung wichtig ist?	1	2	3	4	5
23.	Wie oft kommt es bei Ihnen wegen des Themas „effektive Zeitnutzung" zu Konflikten in der Beziehung?	1	2	3	4	5
Zeitperspektiven		nie	selten	manch-mal	häufig	immer
24.	Wie oft denken Sie im Allgemeinen an damals zurück und schwelgen in vergangenen Ereignissen und Erinnerungen?	1	2	3	4	5
25.	Wie oft sind sie ganz im „Hier und Jetzt", fokussiert auf das, was im aktuellen Moment geschieht?	1	2	3	4	5
26.	Wie oft denken Sie im Allgemeinen an die Zukunft und an das, was vor Ihnen liegt?	1	2	3	4	5

Tab. 4.2 (Fortsetzung)

Wie ist das bei Ihrem Partner/Ihrer Partnerin?	nie	selten	manch-mal	häufig	immer
27. Wie oft denkt er/sie im Allgemeinen an damals zurück und schwelgt in vergangenen Ereignissen und Erinnerungen?	1	2	3	4	5
28. Wie oft ist er/sie ganz im „Hier und Jetzt", fokussiert auf das, was im aktuellen Moment geschieht?	1	2	3	4	5
29. Wie oft denkt er/sie im Allgemeinen an die Zukunft und an das, was vor Ihnen liegt?	1	2	3	4	5
30. Wie oft kommt es zu Konflikten in Ihrer Beziehung in Zusammenhang damit, wo Sie in Bezug auf Ihre gemeinsamen Lebensziele als Paar stehen?	1	2	3	4	5
Tempo	sehr langsam				sehr schnell
31. Wie würden Sie das Tempo beschreiben, mit dem Sie Aktivitäten im Alltag (z.B. Laufen, Reden, Essen, usw.) nachgehen?	1	2	3	4	5
32. Wie würden Sie das Tempo beschreiben, mit dem Ihr/e Partner/in Aktivitäten im Alltag (z.B. Laufen, Reden, Essen, usw.) nachgeht?	1	2	3	4	5
	gar nicht	eher nicht	etwas	ziemlich	sehr
33. Inwieweit sind Ihr Tempo im Alltag und das Ihres/r Partner /in im Einklang (z.B. Sprach-, Geh- oder Essgeschwindigkeit)?	1	2	3	4	5

zwischen den Partnern? Dies kann als Ausgangspunkt verwendet werden, um einerseits Zeitprobleme zu identifizieren, die dann im Laufe der Therapie bearbeitet werden, und anderseits, um Ressourcen zu stärken, indem Bereiche aufgezeigt werden, in denen das Paar „im Takt" ist.

Zeitnutzungsdiagramm Wenn bereits konkretere zeitbezogene Themen in Therapieverlauf deutlich geworden sind (z. B. Balance zwischen Arbeitszeit, individueller Freizeit und Paarzeit/Familienzeit), schlagen Fraenkel und Wilson (2012) als wirksame Methode vor, das Paar zu bitten, in einem Kreisdiagramm die derzeit *reale* und *ideale* Verteilung der verschiedenen Aktivitäten graphisch festzuhalten (s. Abb. 4.1). Beide Partner geben separat an, wie sie die momentane Verteilung der Zeit in Bezug auf die jeweiligen Aktivitäten sehen – in der Zeiteinheit, die sinnvoll erscheint (z. B. pro Tag, Woche, Monat, etc.) und notieren zudem, wie sie sich die Verteilung der Zeit auf die Aktivitäten idealerweise wünschen würden. Im gemeinsamen Gespräch werden zunächst die realen Kreisdiagramme besprochen. Das Paar wird eingeladen zu diskutieren, inwieweit die Wahrnehmung der Zeiteinteilung zwischen den Partnern divergiert und zu explorieren, warum das unter Umständen so ist. In einem zweiten Schritt wird analog mit den idealen Zeitnutzungskreisdiagrammen verfahren. Dabei kann es hilfreich sein, auch kulturelle

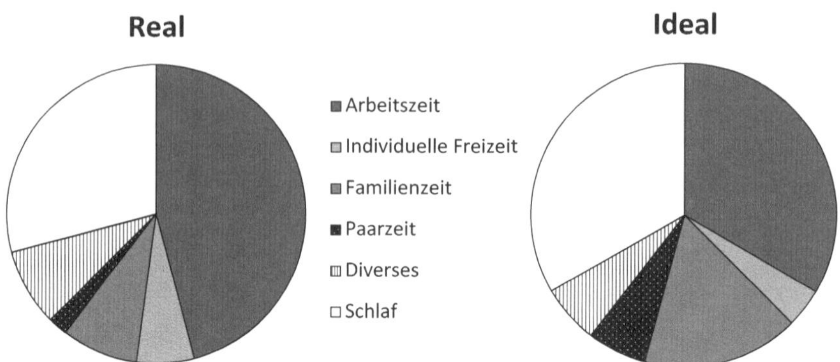

Abb. 4.1 Beispiel eines Zeitnutzungskreisdiagrammes eines Partners

Werte und Erfahrungen in der familiäre Herkunftsfamilie mit einzubeziehen, da diese oftmals eine wichtige Rolle spielen bei der Entstehung von Zeitidealen und Zeitpräferenzen. Das Paar wird anschließend eingeladen, zu überlegen, wie sich die beiden Ideale in Einklang bringen lassen (ggf. ein gemeinsames Kreisdiagramm zu zeichnen) und wie mögliche Kompromisse aussehen könnten.

Zeitinseln nutzen und Rituale bewusst machen Wie Fraenkel und Wilson (2012) betonen haben viele Paare bereits gemeinsame Momente, die sie als Zeitressource nutzen, ohne sich dessen notwendigerweise bewusst zu sein oder sie als solche zu benennen. So kann beispielsweise der Fragebogen oben oder auch ein aufgestellter Wochenzeitplan, in dem beide Partner ihre Termine eintragen, Hinweise darauf geben, welche Zeiten das Paar in ihrem Alltag derzeit gemeinsam verbringt. Diese Momente aktiv zu bewahren und ggf. als Paar-Ritual zu etablieren und aufrechterhalten, kann eine wirkungsvolle Maßnahme sein, um ein Gefühl von Nähe und Verbundenheit zu bewahren. Mit dem Benennen von wiederkehrenden Zeitmomenten als „Paarzeit" oder „Paarritual" (z. B. das gemeinsame „zweisame" Abendbrot an Dienstagen, wenn das eine Kind beim Chor und dass andere beim Basketball ist) sollte daher von beiden Partnern ein Bestreben einhergehen, die Paarzeit vor störenden Außeneinflüssen zu bewahren (z. B. Telefon ausschalten, keine anderen Termine innerhalb dieser Zeit annehmen, usw.). Was das Bewahren der Paarzeit jeweils für das Paar bedeutet und an welche (Zeit) Regeln sich ein Paar halten will bzw. wie mit Ausnahmen umgegangen wird, sollte im Vorfeld genau besprochen und schriftlich festgehalten werden, um Verbindlichkeit herzustellen.

Dekompressionskammer. Diese Intervention ist eng mit dem Konzept des Stress-Spillover in Partnerschaften verbunden und nutzt die Depressionskammer als Metapher, um eine „Anpassung an unterschiedliche (Druck-) Verhältnisse" im Paar zu versinnbildlichen. Oftmals sind es vor allem die Momente, in denen Partner das erste Mal nach einem Arbeitstag aufeinander treffen, in denen Spannungen und Missverständnisse auftreten und es zu Streitigkeiten kommt. Beide Partner haben Unterschiedliches während des Tages erlebt und oft gehen individuelle Bedürfnisse und Präferenzen weit auseinander, wie man am besten vom Arbeitstag abschalten und im gemeinsamen Feierabend ankommen kann. So kann es leicht zu Auseinandersetzungen und Verletzungen kommen; beispielsweise, wenn ein Partner direkt nach Feierabend einer gemeinsamen Aktivität nachgehen möchte, während der andere erstmal seine oder ihre „Ruhe" braucht. Während sich der Ruhebedürftige überrannt fühlt von der Anforderung direkt „Gewehr bei Fuß" zu stehen, ohne Zeit zum Luftholen zu haben, mag es dem anderen wie eine Abweisung vorkommen, in seinem Bedürfnis nach Austausch/Zweisamkeit nicht wahrgenommen zu werden. Die Gefahr besteht, dass solch ein missglückter Moment des Zusammentreffens die Stimmung des gesamten Abends negativ einfärbt. Fraenkel (1998) schlägt daher vor, mit dem Paar gemeinsam eine sinnbildliche Kompressionskammer, d. h. ein Skript zu entwerfen, welches das Aufeinandertreffen regelt und den Bedürfnissen beider Partner gerecht wird. Die Bedürfnisse des anderen zu kennen und klare Absprachen helfen beiden Partnern, das Verhalten des anderen zu respektieren und nicht persönlich zu nehmen (für weiterführende Informationen siehe Fraenkel 1998).

Zusammenfasung und Schlusswort 5

Gemeinsam Zeit zu verbringen ist eine wichtige Strategie, um Paarbeziehungen langfristig aufrecht und lebendig zu erhalten. Sich bewusst Zeit für den anderen zu nehmen, sich auszutauschen und gemeinsam aktivierenden oder entspannenden Aktivitäten nachzugehen, fördern Nähe und Intimität zwischen den Partnern, und tragen langfristig zur Zufriedenheit beider Partner bei. Dabei muss Paarzeit nicht immer mit etwas Besonderem verbunden sein. Auch profane Alltagsaktivitäten (z. B. Hausarbeit, Kochen, Einkaufen) können als Zeit mit dem Partner genutzt werden (siehe auch Kremer-Sadlik und Paugh 2007 in Zusammenhang mit Familienzeit). Besonders an stressigen Tagen sind Paare gut beraten, die wenige Zeit, die ihnen mitunter bleibt, bewusst zu gestalten. Obgleich die Zeitqualität der wichtigere Faktor für die Zufriedenheit des Paares zu sein scheint, lässt sich nicht darüber hinwegtäuschen, dass auch die Menge an Zeit eine Rolle spielt. An Tagen, an denen Partner mehr Zeit als üblich miteinander verbringen, berichten sie über mehr Intimität, selbst wenn es Tage sind, an denen auch gestritten wird (Milek et al. 2015). Insbesondere konfliktreichere Partnerschaften könnten daher von mehr gemeinsamer Zeit profitieren, da mehr gemeinsame Zeit auch mehr Raum und Möglichkeiten bietet, Negativität mit Positivität auszugleichen, was sich im Sinne der Balance-Theorie von Gottman (1994) als beziehungsstabilisierend erweist.

© Springer Fachmedien Wiesbaden GmbH 2017
A. Milek und G. Bodenmann, *Gemeinsame Zeit in der Partnerschaft*,
essentials, DOI 10.1007/978-3-658-16887-2_5

Generell ist es unwahrscheinlich, dass sich eine allgemein angemessene, objektive Menge an Zeit quantifizieren lässt, die der Schlüssel für eine glückliche und befriedigende Beziehung ist. Das optimale Zeitbudget von Paaren hängt von einer Vielzahl von situativen (z. B. Tag der Woche; Milek et al. 2015), individuellen (z. B. Geschlecht; Crawford et al. 2002), dyadischen (z. B. Beziehungsstadium; Crystal Jiang und Hancock 2013; Commitment, Partnerschaftszufriedenheit) und kontextuellen (z. B. verfügbare Kinderbetreuung; Dyck und Daly 2006) Faktoren ab. Darüber hinaus ändern sich (Zeit-) Bedürfnisse von Paaren im Verlauf einer Beziehung (Huston et al. 1986), vor allem in Zeiten normativer Übergange und kritischer Lebensereignisse (z. B. Übergang zur Elternschaft; Claxton und Perry-Jenkins 2008). Um ein für beide Seiten zufriedenstellendes Gleichgewicht aufrecht zu erhalten, können Paare aus regelmäßigen (Neu-)Verhandlungen über die Zuteilung der knappen Ressource Zeit profitieren.

In den meisten Partnerschaftstheorien wird die Bedeutung der gemeinsamen Zeit für eine glückliche und stabile Partnerschaft betont und als zentrale Prämisse einer funktionierenden Beziehung angesehen. Besonders in stressigen Zeiten ist diese gemeinsame Zeit in Gefahr. Auch wenn empirische Evidenz noch rar ist, die die Quantität und Qualität von gemeinsamer Zeit in Zusammenhang mit Stress und dem partnerschaftlichen Funktionsniveau umfassend untersucht, so unterstützen doch einige Studien die theoretischen Annahmen. Paare, die den gemeinsamen Takt gänzlich verloren haben, brauchen professionelle Unterstützung (z. B. Paartherapie, Stressbewältigungstrainings, etc.), um wieder in den Rhythmus zu finden; viele Paare, die nur ein wenig aus dem Rhythmus gekommen sind, können jedoch schon durch kleinere Änderungen im Alltag die Quantität und Qualität der gemeinsam verbrachten Zeit erhöhen (siehe Kasten 5.1).

- **Quantität und Qualität zählen:**
  Es kommt auf die Ausgestaltung der gemeinsamen Zeit an. Gleichzeitig ist es ebenso wichtig, dass genügend Zeit für Austausch, freudvolle Aktivitäten und Intimität zur Verfügung steht.
- **Paarzeit einplanen:**
  Im hektischen Alltag entsteht Paarzeit nicht von selbst. Es ist notwendig gemeinsame Zeitinseln regelmäßig fest einzuplanen. Diese gemeinsamen Zeitfenster bieten dann auch die Möglichkeit, etwas zwischen Partnern spontan entstehen zu lassen.
- **Alltagsmomente nutzen:**
  Die Zeit, die gemeinsam für Hausarbeit genutzt wird, ist auch gemeinsame Zeit die das Gemeinschaftsgefühl stärkt, die Fairness im Paar fördert, etc. Mit einer anderen Einstellung zum Abwasch und dem Partner der abtrocknet, macht sich die Hausarbeit zwar nicht von allein, aber sie macht mehr Spaß.
- **Prioritäten setzten:**
  Nicht alles lässt sich in 24 Stunden bewerkstelligen – um Zeit zu haben, muss man sie sich nehmen und Prioritäten setzten. Prioritäten jedoch unterliegen ständigem Wandel und müssen regelmäßig gemeinsam ausgehandelt werden, um Missverständnisse oder Enttäuschungen zu vermeiden und Bedürfnisse beider Partner zu berücksichtigen (z. B. Bedürfnis nach individueller Freizeit, etc.).
- **Einander mitteilen:**
  Gerade wenn gemeinsame Zeit knapp ist, ist es wichtig, die vorhandene Zeit für emotionalen Austausch zu nutzen. Wünsche und Bedürfnisse klar anzusprechen und den Partner an der eigenen Gedanken- und Gefühlswelt teilhaben zu lassen, erspart beiden ein Fehlinterpretieren von Signalen des anderen. So können Missverständnisse vermieden und die wenige Zeit für gegenseitige Unterstützung genutzt werden. Dies wiederum erhöht ein Gefühl von Nähe und Intimität im Paar.
- **Gegenseitige Unterstützung (dyadisches Coping):**
  Um für den Partner da zu sein, wenn er einen braucht, muss man ihm signalisieren, dass man sich Zeit nimmt. Zwischen Tür und Angel lassen sich keine Sorgen ansprechen und keine angemessene Unterstützung geben. Sich persönlich zu begegnen, dem anderen in Ruhe mitteilen zu können, was einen belastet, und sich auf den anderen wohlwollend und einfühlsam einlassen zu können, dazu bedarf es ausreichender Zeit. Paare sollten sich immer wieder Zeit für diesen persönlichen Austausch nehmen, damit sie sich emotional updaten können.
- **Aktivierende Aktivitäten einbauen:**
  Mal etwas anderes gemeinsam erleben, den Partner in neuen Situationen kennenlernen, kann Langeweile entgegenwirken und frischen Wind in den Alltag bringen.
- **Das Smartphone auch mal ausschalten:**
  Die gemeinsame Zeit kann so vor störenden Interferenzen bewahrt werden.

Kasten 5.1 Gemeinsame Zeit in der Partnerschaft bewusst gestalten

Was Sie aus diesem *essential* mitnehmen können

- Stress – auch wenn er seinen Ursprung eigentlich außerhalb der Partnerschaft hat – wirkt sich negativ auf die Quantität und Qualität von gemeinsamer Zeit von Paaren aus.
- Paarzeit ergibt sich nicht von selbst, sondern muss aktiv und bewusst gestaltet werden.
- Nicht nur die Qualität der gemeinsamen Zeit, auch deren Quantität ist integrativer Bestandteil einer glücklichen, stabilen Partnerschaft. Regelmäßig Zeit und Raum für innige gemeinsame Momente zu haben, bietet Paaren eine verlässliche, verbindende Basis.
- Schon kleinere paartherapeutische Interventionen können Paaren helfen, einen neuen gemeinsamen Rhythmus zu finden, der besser zu ihrer aktuellen Lebenssituation passt.

© Springer Fachmedien Wiesbaden GmbH 2017

A. Milek und G. Bodenmann, *Gemeinsame Zeit in der Partnerschaft,*

essentials, DOI 10.1007/978-3-658-16887-2

Literatur

Agnew, C. R., Van Lange, P. A. M., Rusbult, C. E., & Langston, C. A. (1998). Cognitive interdependence: Commitment and the mental representation of close relationships. *Journal of Personality and Social Psychology, 74*(4), 939–954. https://doi.org/10.1037/0022-3514.74.4.939.

Aron, A., & Aron, E. N. (1986). *Love and the expansion of self: Understanding attraction and satisfaction.* New York: Hemisphere Publishing.

Aron, A., Norman, C. C., Aron, E. N., McKenna, C., & Heyman, R. E. (2000). Couples' shared participation in novel and arousing activities and experienced relationship quality. *Journal of Personality and Social Psychology, 78*(2), 273–284. https://doi.org/10.1037//0022-3514.78.2.273.

Baethge, A., & Rigotti, T. (2010). *Arbeitsunterbrechungen und Multitasking.* Dortmund: Bundesanstalt für Arbeitsschutz und Arbeitsmedizin.

Baldwin, J. H., Ellis, G. D., & Baldwin, B. M. (1999). Marital satisfaction: An examination of its relationship to spouse support and congruence of commitment among runners. *Leisure Sciences, 21*(2), 117–131. https://doi.org/10.1080/014904099273183.

Baucom, D. H., Whisman, M. A., & Paprocki, C. (2012). Couple-based interventions for psychopathology. *Journal of Family Therapy, 34*(3), 250–270. https://doi.org/10.1111/j.1467-6427.2012.00600.x.

Baxter, L. A., & Dindia, K. (1990). Marital partners' perceptions of marital maintenance strategies. *Journal of Social and Personal Relationships, 7*(2), 187–208. https://doi.org/10.1177/0265407590072003.

Beach, S. H., Whisman, M. A., & Bodenmann, G. (2014). Couple, parenting, and interpersonal therapies for depression in adults: Toward common clinical guidelines. In I. H. Gotlib & C. L. Hammen (Hrsg.), *Handbook of depression* (3. Aufl., S. 552–570). New York: Guilford.

Bodenmann, G. (2000a). *Kompetenzen für die Partnerschaft. Das Freiburger Stresspräventionstraining für Paare.* Weinheim: Juventa.

Bodenmann, G. (2000b). *Stress und Coping bei Paaren.* Göttingen: Hogrefe.

Bodenmann, G. (2008). *Dyadisches coping inventar (DCI). Testmanual.* Bern: Huber & Hogrefe.

Bodenmann, G. (2012). *Verhaltenstherapie mit Paaren: Ein bewältigungsorientierter Ansatz* (2. Aufl.). Bern: Huber.

© Springer Fachmedien Wiesbaden GmbH 2017

A. Milek und G. Bodenmann, *Gemeinsame Zeit in der Partnerschaft,*

essentials, DOI 10.1007/978-3-658-16887-2

Bodenmann, G. (2016). *Lehrbuch Klinische Paar- und Familienpsychologie* (2. Aufl.). Bern: Hogrefe.

Bodenmann, G., & Milek, A. (2012). Zeit in der Partnerschaft. In F. Becker-Stoll, H. P. Klös, H. Rainer, & G. Thüsing (Hrsg.), *Expertisen zum Achten Familienbericht „Zeit für Familie"* (S. 211–232). München: Ifo Institut für Wirtschaftsforschung.

Bodenmann, G., & Perrez, M. (1992). Experimentell induzierter Stress in dyadischen Interaktionen: Darstellung des EISI-Experiments. *Zeitschrift für Klinische Psychologie, Psychopathologie und Psychotherapie, 40*(3), 263–280.

Bodenmann, G., Pihet, S., Shantinath, S. D., Cina, A., & Widmer, K. (2006). Improving dyadic coping in couples with a stress-oriented approach: A 2-year longitudinal study. *Behavior Modification, 30*(5), 571–597. https://doi.org/10.1177/0145445504269902.

Bodenmann, G., Charvoz, L., Bradbury, T. N., Bertoni, A., Lafrate, R., Giuliani, C., & Behling, J. (2007). The role of stress in divorce: A three-nation retrospective study. *Journal of Social and Personal Relationships, 24*(5), 707–728. https://doi.org/10.1177/0265407507081456.

Bodenmann, G., Atkins, D. C., Schar, M., & Poffet, V. (2010). The association between daily stress and sexual activity. *Journal of Family Psychology, 24*(3), 271–279. https://doi.org/10.1037/a0019365.

Bodenmann, G., Meuwly, N., Bradbury, T. N., Gmelch, S., & Ledermann, T. (2010). Stress, anger, and verbal aggression in intimate relationships: Moderating effects of individual and dyadic coping. *Journal of Social and Personal Relationships, 27*(3), 408–424. https://doi.org/10.1177/0265407510361616.

Bollman, S. R., Moxley, V. M., & Elliot, N. C. (1975). Family and community activities of rural nonfarm families with children. *Journal of Leisure Research, 7*(1), 53–62.

Boss, P. G. (1983). The marital relationship: Boundaries and ambiguities. In H. I. McCubbin & C. R. Figley (Hrsg.), *Stress and the family. Bd. I: Coping with normative transitions* (S. 26–40). New York: Brunner & Mazel

Brockner, J., & Swap, W. C. (1976). Effects of repeated exposure and attitudinal similarity on self-disclosure and interpersonal attraction. *Journal of Personality and Social Psychology, 33*(5), 531–540. https://doi.org/10.1037/0022-3514.33.5.531.

Claxton, A., & Perry-Jenkins, M. (2008). No fun anymore: Leisure and marital quality across the transition to parenthood. *Journal of Marriage and Family, 70*(1), 28–43. https://doi.org/10.1111/j.1741-3737.2007.00459.x.

Conger, R. D., Elder, G. H., Lorenz, F. O., Conger, K. J., Simons, R. L., Whitbeck, L. B., & Melby, J. N. (1990). Linking economic hardship to marital quality and instability. *Journal of Marriage and the Family, 52*(3), 643. https://doi.org/10.2307/352931.

Crawford, D. W., Houts, R. M., Huston, T. L., & George, L. J. (2002). Compatibility, leisure, and satisfaction in marital relationships. *Journal of Marriage and Family, 64*(2), 433–449. https://doi.org/10.1111/j.1741-3737.2002.00433.x.

Crawford, D. W., & Huston, T. L. (1993). The impact of the transition to parenthood on marital leisure. *Personality and Social Psychology Bulletin, 19*(1), 39–46. https://doi.org/10.1177/0146167293191005.

Crystal Jiang, L., & Hancock, J. T. (2013). Absence makes the communication grow fonder: Geographic separation, interpersonal media, and intimacy in dating relationships. *Journal of Communication, 63*(3), 556–577. https://doi.org/10.1111/jcom.12029.

Davila, J., Bradbury, T. N., Cohan, C. L., & Tochluk, S. (1997). Marital functioning and depressive symptoms: Evidence for a stress generation model. *Journal of Personality and Social Psychology, 73*(4), 849–861. https://doi.org/10.1037/0022-3514.73.4.849.

Deci, E. L., & Ryan, R. M. (2000). The „what" and „why" of goal pursuits: Human needs and the self-determination of behavior. *Psychological Inquiry, 11*(4), 227–268. https://doi.org/10.1207/S15327965PLI1104_01.

Dew, J. (2009). Has the marital time cost of parenting changed over time? *Social Forces, 88*(2), 519–541. https://doi.org/10.1353/sof.0.0273.

Dohrenwend, B. S., & Dohrenwend, B. P. (1974). *Stressful life events: Their nature and effects.* New York: Wiley.

Drohrenwend, B. S., Askenasy, A. R., Krasnoff, L., & Dohrenwend, B. P. (1978). Exemplification of a method for scaling life events: The PERI life events scale. *Journal of Health and Social Behavior, 19*(2), 205–229.

Dyck, V., & Daly, K. (2006). Rising to the challenge: Fathers' role in the negotiation of couple time. *Leisure Studies, 25*(2), 201–217. https://doi.org/10.1080/02614360500418589.

Ein-Dor, T., & Hirschberger, G. (2012). Sexual healing: Daily diary evidence that sex relieves stress for men and women in satisfying relationships. *Journal of Social and Personal Relationships, 29*(1), 126–139. https://doi.org/10.1177/0265407511431185.

Falconier, M. K. (2015). TOGETHER – A couples' program to improve communication, coping, and financial management skills: Development and initial pilot-testing. *Journal of Marital and Family Therapy, 41*(2), 236–250. https://doi.org/10.1111/jmft.12052.

Falconier, M. K., Nussbeck, F., Bodenmann, G., Schneider, H., & Bradbury, T. (2015). Stress from daily hassles in couples: Its effects on intradyadic stress, relationship satisfaction, and physical and psychological well-being. *Journal of Marital and Family Therapy, 41*(2), 221–235. https://doi.org/10.1111/jmft.12073.

Fischer, K., Egerton, M., Torres, N., Pollmann, A., & Gershuny, J. (2006). *American Heritage Time Use Study (AHTUS) Codebook.* Oxford: Centre for Time Use Research & University of Oxford. http://www.timeuse.org/ahtus/documentation.

Flora, J., & Segrin, C. (1998). Joint leisure time in friend and romantic relationships: The role of activity type, social skills and positivity. *Journal of Social and Personal Relationships, 15*(5), 711–718. https://doi.org/10.1177/0265407598155009.

Fraenkel, P. (1994). Time and rhythm in couples. *Family Process, 33*(1), 37–51. https://doi.org/10.1111/j.1545-5300.1994.00037.x.

Fraenkel, P. (1998). Time and couples, part 1: The decompression chamber. In T. S. Nelson & T. S. Trepper (Hrsg.), *101 more interventions in family therapy* (S. 140–144). New York: Haworth Press.

Fraenkel, P. (2011a). *Sync your relationship, save your marriage: Four steps to getting back on track* (1. Aufl.). New York: Palgrave Macmillan.

Fraenkel, P. (2011b). *The couples in time questionnaire.* Unpublished instrument: Department of Psychology, The City College of New York, New York.

Fraenkel, P., & Wilson, S. (2000). Clocks, calendars, and couples: Time and rhythms of relationships. In P. Papp (Hrsg.), *Couples on the fault line: New directions for therapists* (S. 68–90). New York: Guilford Press.

Fraenkel, P., & Wilson, S. (2012). Zeit zu zweit: Problemerkennug und Intervention in Paaren. In U. Borst & B. Hildenbrand (Hrsg.), *Zeit essen Seele auf: der Faktor Zeit in Therapie und Beratung* (S. 111–136). Heidelberg: Carl-Auer.

Gershuny, J. (2000). *Changing times: Work and leisure in postindustrial society*. Oxford: Oxford University Press.

Girme, Y. U., Overall, N. C., & Faingataa, S. (2014). „Date nights" take two: The maintenance function of shared relationship activities. *Personal Relationships, 21*(1), 125–149. https://doi.org/10.1111/pere.12020.

Glorieux, I., Mestdag, I., & Minnen, J. (2008). The coming of the 24-hour society? Changing work schedules in Belgium between 1966 and 1999. *Time & Society, 17*(1), 63–83. https://doi.org/10.1177/0961463X07086310.

Glorieux, I., Minnen, J., & Tienoven, T. P. (2011). Spouse „together time": Quality time within the household. *Social Indicators Research, 101*(2), 281–287. https://doi.org/10.1007/s11205-010-9648-x.

Goodman-Deane, J., Mieczakowski, A., Johnson, D., Goldhaber, T., & Clarkson, P. J. (2016). The impact of communication technologies on life and relationship satisfaction. *Computers in Human Behavior, 57*, 219–229. https://doi.org/10.1016/j.chb.2015.11.053.

Gottman, J. M. (1994). *What predicts divorce: The relationship between marital processes and marital outcomes*. Hillsdale: Erlbaum.

Hamermesh, D. S. (2000). *Working Paper 7455. Togetherness: Spouses synchronous leisure, and the impact of children*. Cambridge: National Bureau of Economic Research.

Hammen, C. (1991). Generation of stress in the course of unipolar depression. *Journal of Abnormal Psychology, 100*(4), 555–561. https://doi.org/10.1037/0021-843X.100.4.555.

Heinrichs, N., & Zimmermann, T. (2007). *Bewältigung einer gynäkologischen Krebserkrankung in der Partnerschaft: Ein psychoonkologisches Behandlungsprogramm für Paare* (1. Aufl.). Göttingen: Hogrefe.

Hill, M. S. (1988). Marital stability and spouses' shared time: A multidisciplinary hypothesis. *Journal of Family Issues, 9*, 427–451. https://doi.org/10.1177/019251388009004001.

Hochschild, A. (2006). *Keine Zeit: Wenn die Firma zum Zuhause wird und zu Hause nur Arbeit wartet* (2. Aufl.). Wiesbaden: VS Verlag.

Holman, T. B., & Epperson, A. (1984). Family and leisure: A review of the literature with research recommendations. *Journal of Leisure Research, 16*(4), 277–294.

Holman, T. B., & Jacquart, M. (1988). Leisure-activity patterns and marital satisfaction: A further test. *Journal of Marriage and the Family, 50*(1), 69–77. https://doi.org/10.2307/352428.

Horn, A. B., Milek, A., Brauner, A., & Maercker, A. (2015). *Capitalization in the couple: Interpersonal emotion regulation mediates the link between depressive symptoms and relationship satisfaction*. Presented at the IARR Conference: Self-regulation and Close Relationships, Amsterdam.

Huston, T. L., McHale, S. M., & Crouter, A. C. (1986). When the honeymoon's over: Changes in the marriage relationship over the first year. In R. Gilmour & S. Duck (Hrsg.), *The emerging field of personal relationships* (S. 109–132). Hillsdale: Erlbaum.

Huston, T. L., & Vangelisti, A. L. (1995). How parenthood affects marriage. In M. A. Fitzpatrick & A. L. Vangelisti (Hrsg.), *Explaining family interactions* (S. 147–176). Thousand Oaks: Sage.

Jurczyk, K., & Heitkötter, M. (2012). Keine Zeit zu zweit: Der Übergang in Elternschaft strapaziert die Paarbeziehung. *DJI Impulse, 97*(1), 31–33.

Karney, B. R., & Bradbury, T. N. (1995). The longitudinal course of marital quality and stability: A review of theory, method, and research. *Psychological Bulletin, 118*(1), 3–34. https://doi.org/10.1037/0033-2909.118.1.3.

Karney, B. R., Story, L. B., & Bradbury, T. N. (2005). Marriages in context: Interactions between chronic and acute stress among newlyweds. In T. A. Revenson, K. Kayser, & G. Bodenmann (Hrsg.), *Couples coping with stress: Emerging perspectives on dyadic coping* (S. 13–32). Washington: American Psychological Association.

Kingston, P. W., & Nock, S. L. (1987). Time together among dual-earner couples. *American Sociological Review, 52*(3), 391–400. https://doi.org/10.2307/2095358.

Kraut, R., Patterson, M., Lundmark, V., Kiesler, S., Mukopadhyay, T., & Scherlin, W. (1998). Internet paradox: A social technology that reduces social involvement and psychological well-being? *American Psychologist, 53*(9), 1017–1031.

Kremer-Sadlik, T., & Paugh, A. L. (2007). Everyday moments: Finding 'quality time' in American working families. *Time & Society, 16*(2–3), 287–308. https://doi.org/10.1177/0961463X07080276.

Laurenceau, J.-P., Barrett, L. F., & Rovine, M. J. (2005). The interpersonal process model of intimacy in marriage: A daily-diary and multilevel modeling approach. *Journal of Family Psychology, 19*(2), 314–323. https://doi.org/10.1037/0893-3200.19.2.314.

Lavee, Y., Sharlin, S., & Katz, R. (1996). The effect of parenting stress on marital quality an integrated mother-father model. *Journal of Family Issues, 17*(1), 114–135. https://doi.org/10.1177/019251396017001007.

Ledermann, T., Bodenmann, G., Rudaz, M., & Bradbury, T. N. (2010). Stress, communication, and marital quality in couples. *Family Relations, 59*(2), 195–206. https://doi.org/10.1111/j.1741-3729.2010.00595.x.

Lenz, K. (2009). Zeit für und Zeit in Zweierbeziehungen. In M. Heitkötter, K. Jurczyk, A. Lange, & U. Meier-Gräwe (Hrsg.), *Zeit für Beziehungen? Zeit und Zeitpolitik für Familien* (S. 113–136). Opladen: Budrich.

Levine, R. (1997). *A geography of time: The temporal misadventures of a social psychologist, or how every culture keeps time just a little bit differently.* New York: Basic Books.

Levinger, G. (1979). A social exchange view on the dissolution of pair relationships. In R. L. Burgess & T. L. Huston (Hrsg.), *Social exchange in developing relationships* (S. 169–193). New York: Academic Press.

Lippert, T., & Prager, K. J. (2001). Daily experiences of intimacy: A study of couples. *Personal Relationships, 8*(3), 283–298. https://doi.org/10.1111/j.1475-6811.2001.tb00041.x.

Liu, R. T., & Alloy, L. B. (2010). Stress generation in depression: A systematic review of the empirical literature and recommendations for future study. *Clinical Psychology Review, 30*(5), 582–593. https://doi.org/10.1016/j.cpr.2010.04.010.

Milek, A. (2015). *Spending time with one's partner: The interplay between dimensions of shared time, external stress, and couples' relationship functioning.* Zurich: University of Zurich.

Milek, A., & Bodenmann, G. (2016). Psycho-education on the influence of stress on couples. In G. R. Weeks & S. T. Fife (Hrsg.), *Techniques for the couple therapist: Essential interventions* (S. 227–230). New York: Routledge.

Milek, A., Butler, E. A., & Bodenmann, G. (2015). The interplay of couple's shared time, women's intimacy, and intra-dyadic stress. *Journal of Family Psychology, 29*(6), 831–842. https://doi.org/10.1037/fam0000133.

Milek, A., Randall, A. K., Nussbeck, F. W., Breitenstein, C. J., & Bodenmann, G. (2016). Deleterious effects of stress on time spent together and parents' relationship satisfaction. *Journal of Couple & Relationship Therapy.* https://doi.org/10.1080/15332691.2016.1238799.

Moen, P. (2003). *It's about time: Couples and careers.* Ithaca: Cornwell University Press.

Olson, D. H. (1993). Circumplex model of marital and family systems: Assessing family functioning. *Normal family processes* (Bd. 2, S. 104–137). New York: Guilford Press.

Orthner, D. K. (1975). Leisure activity patterns and marital satisfaction over the marital career. *Journal of Marriage and the Family, 37*(1), 91–102. https://doi.org/10.2307/351033.

Palisi, B. J. (1984). Marriage companionship and marriage well-being: A comparison of metropolitan areas in three countries. *Journal of Comparative Family Studies, 1*(15), 43–57.

Patrick, H., Knee, R. C., Canevello, A., & Lonsbary, C. (2007). The role of need fulfillment in relationship functioning and well-being: A self-determination theory perspective. *Journal of Personality and Social Psychology, 92*(3), 434–457. https://doi.org/10.1037/0022-3514.92.3.434.

Petch, J. F., Halford, W. K., Creedy, D. K., & Gamble, J. (2012). A randomized controlled trial of a couple relationship and coparenting program (Couple CARE for Parents) for high- and low-risk new parents. *Journal of Consulting and Clinical Psychology, 80*(4), 662–673. https://doi.org/10.1037/a0028781.

Randall, A. K., & Bodenmann, G. (2009). The role of stress on close relationships and marital satisfaction. *Clinical Psychology Review, 29*(2), 105–115. https://doi.org/10.1016/j.cpr.2008.10.004.

Reis, H. T., & Shaver, P. (1988). Intimacy as an interpersonal process. In S. Duck (Hrsg.), *Handbook of personal relationships* (S. 367–389). Chicester: Wiley.

Reissman, C., Aron, A., & Bergen, M. R. (1993). Shared activities and marital satisfaction: Causal direction and self-expansion versus boredom. *Journal of Social and Personal Relationships, 10*(2), 243–254. https://doi.org/10.1177/026540759301000205.

Repetti, R. (1989). Effects of daily workload on subsequent behavior during marital interaction: The roles of social withdrawal and spouse support. *Journal of Personality and Social Psychology, 57*(4), 651–659. https://doi.org/10.1037/0022-3514.57.4.651.

Repetti, R., Wang, S., & Saxbe, D. (2009). Bringing it all back home: How outside stressors shape families' everyday lives. *Current Directions in Psychological Science, 18*(2), 106–111. https://doi.org/10.1111/j.1467-8721.2009.01618.x.

Roberts, J. A., & David, M. E. (2016). My life has become a major distraction from my cell phone: Partner phubbing and relationship satisfaction among romantic partners. *Computers in Human Behavior, 54*, 134–141. https://doi.org/10.1016/j.chb.2015.07.058.

Roxburgh, S. (2002). Racing through life: The distribution of time pressures by roles and role resources among full-time workers. *Journal of Family and Economic Issues, 23*(2), 121–145. https://doi.org/10.1023/A:1015734516575.

Roxburgh, S. (2006). „I wish we had more time to spend together…": The distribution and predictors of perceived family time pressures among married men and women in the paid labor force. *Journal of Family Issues, 27*(4), 529–553. https://doi.org/10.1177/0192513X05284008.

Rusbult, C. E. (1983). A longitudinal test of the investment model: The development (and deterioration) of satisfaction and commitment in heterosexual involvements. *Journal of Personality and Social Psychology, 45*(1), 101–117. https://doi.org/10.1037/0022-3514.45.1.101.

Saegert, S., Swap, W., & Zajonc, R. B. (1973). Exposure, context, and interpersonal attraction. *Journal of Personality and Social Psychology, 25*(2), 234–242. https://doi.org/10.1037/h0033965.

Schaer, M., Bodenmann, G., & Klink, T. (2008). Balancing work and relationship: Couples Coping Enhancement Training (CCET) in the workplace. *Applied Psychology: An International Review, 57*(1), 71–89. https://doi.org/10.1111/j.1464-0597.2008.00355.x.

Senn, Z. (2015). *Gemeinsame Zeit und soziale Unterstützung im Übergang zur Elternschaft. Unveröffentlichte Masterarbeit.* Zürich: Universität Zürich.

Silverstone, R. (1993). Time, information and communication technologies and the household. *Time & Society, 2*(3), 283–311. https://doi.org/10.1177/0961463X93002003001.

Smith, G., Synder, D. K., Trull, T. J., & Monsma, B. R. (1988). Predicting relationship satisfaction from couples' use of leisure time. *American Journal of Family Therapy, 16*(1), 3–13. https://doi.org/10.1080/01926188808250702.

Story, L. B., & Repetti, R. (2006). Daily occupational stressors and marital behavior. *Journal of Family Psychology, 20*(4), 690–700. https://doi.org/10.1037/0893-3200.20.4.690.

Thibaut, J. W., & Kelley, H. H. (1959). *The social psychology of groups.* New York: Wiley.

Voorpostel, M., van der Lippe, T., & Gershuny, J. (2009). Trends in free time with a partner: A transformation of intimacy? *Social Indicators Research, 93*(1), 165–169. https://doi.org/10.1007/s11205-008-9383-8.

Walper, S. (2014). *Depressivität und Partnerschaftsqualität: Längsschnittliche Befunde zur Interdependenz beider Partner.* Paper presented at the 49th conference of the German Society of Psychology (DGPs), 21.–25. September, Bochum.

Weinelt, H. (2005). Chronos und Kairos: Die zwei Gesichter der Zeit. *Abenteuer Philosophie, 4,* 18–21.

Weißbrodt, T. (2005). Gemeinsame Zeit in Partnerschaften. *Zeitschrift für Familienforschung, 17*(3), 279–307.

White, L. K., Booth, A., & Edwards, J. N. (1986). Children and marital happiness: Why the negative correlation? *Journal of Family Issues, 7*(2), 131–147. https://doi.org/10.1177/019251386007002002.

Witt, P. A., & Goodale, T. L. (1981). The relationships between barriers to leisure enjoyment and family stages. *Leisure Sciences, 4*(1), 29–49. https://doi.org/10.1080/01490408109512948.

Yabiku, S. T., & Gager, C. T. (2009). Sexual frequency and the stability of marital and cohabiting unions. *Journal of Marriage & Family, 71*(4), 983–1000. https://doi.org/10.1111/j.1741-3737.2009.00648.x.

Zajonc, R. B. (1968). Attitudinal effects of mere exposures. *Journal of Personality and Social Psychology, 9*(2), 1–27.

Zimmermann, T., & Heinrichs, N. (2012). Side by side: A couples-based skills intervention for breast cancer patients. *International Journal of Behavioral Medicine, 19*(1), 103.

Lesen Sie hier weiter

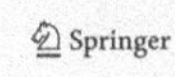

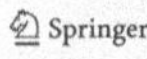

Martina Zemp, Guy Bodenmann

**Partnerschaftsqualität
und kindliche Entwicklung**
Ein Überblick für Therapeuten,
Pädagogen und Pädiater

2015, VIII, 46 S.
Softcover € 9,99
ISBN 978-3-662-45185-4

Martina Zemp, Guy Bodenmann

**Neue Medien und
kindliche Entwicklung**
Ein Überblick für Therapeuten,
Pädagogen und Pädiater

2015, X, 44 S.
Softcover € 9,99
ISBN 978-3-658-11149-6

Änderungen vorbehalten.
Erhältlich im Buchhandel oder beim Verlag.

Einfach portofrei bestellen:
leserservice@springer.com
tel +49 (0)6221 345-4301
springer.com

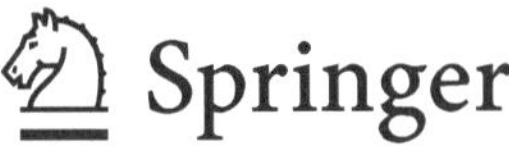